临床常见病护理进展

LINCHUANG CHANGJIANBING HULI JINZHAN

程艳华 等 主编

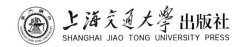
上海交通大学出版社
SHANGHAI JIAO TONG UNIVERSITY PRESS

内容提要

本书紧密结合当前护理学的发展进程，先系统介绍了基础护理技术，然后单独论述了门诊护理的相关内容，最后对各个科室的临床护理进行了重点讲解，包括心内科、呼吸内科、消化内科、神经内科、血液内科、普外科、泌尿外科及骨科常见病护理，并对每个疾病的病因、临床表现、护理措施及健康教育做了详细介绍。全书既有理论性指导，又有护理的实际应用，是一本对护理工作者大有裨益的专业书籍，可作为护理工作者科学、规范、合理进行临床护理的参考用书。

图书在版编目（CIP）数据

临床常见病护理进展 / 程艳华等主编. --上海：
上海交通大学出版社，2021
ISBN 978-7-313-25748-2

Ⅰ．①临…　Ⅱ．①程…　Ⅲ．①常见病－护理　Ⅳ．
①R47

中国版本图书馆CIP数据核字（2021）第223402号

临床常见病护理进展
LINCHUANG CHANGJIANBING HULI JINZHAN

主　　编：程艳华 等
出版发行：上海交通大学出版社
邮政编码：200030
印　　制：广东虎彩云印刷有限公司
开　　本：710mm×1000mm 1/16
字　　数：238千字
版　　次：2023年1月第1版
书　　号：ISBN 978-7-313-25748-2
定　　价：198.00元

地　　址：上海市番禺路951号
电　　话：021-64071208

经　　销：全国新华书店
印　　张：13.5
插　　页：2
印　　次：2023年1月第1次印刷

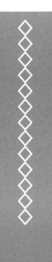

编委会

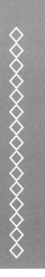

主　编

程艳华　韩春慧　赵丽娟　徐林娇

魏　娜　王　邱

副主编

张　凝　张　楠　李元昊　张良臣

徐　谦　张倾城　宋明玉　管湘军

编　委（按姓氏笔画排序）

于彦芳　马　丽　王　邱　方春琴

伍学芬　孙红丽　杜金香　李元昊

肖　谦　吴小凤　邹成松　宋明玉

张　楠　张　凝　张良臣　张倾城

陈新华　陈满圆　范小燕　罗　敏

赵丽娟　姚慧梅　徐　谦　徐林娇

韩春慧　智　玮　程艳华　谢晓宁

管湘军　魏　娜

前 言

护理学是一门技术性很强的综合性应用科学,在保护和增进人民健康的事业中承担着重要的角色。随着医学科学技术的飞速发展,新的医疗仪器的开发和使用,新的诊疗手段的应用和推广,新技术、新方法在临床实践中开始广泛应用,带动了护理理念、护理业务及护理人员职业行为的重大变革,促进了护理学迅速向更广阔、更深入的领域发展。对护理学知识和技术的不断研究和探索,是护理研究的主题,也是每一位护理工作者的不懈追求。

近年来,人民群众对健康的需求不断增长,人们对健康定义的认识加深和需求逐渐提高,护理模式已转变为身心整体护理,深深体现了"以患者为中心"的服务理念,护理内容、护理范畴也在相应地延伸和拓宽,对医疗卫生工作的要求不断提高,这些都对护理工作提出了更高的要求。为了总结护理学的发展进程,使临床护理技术进一步得到推广,使患者得到更加有效的护理,我们在参阅相关文献的基础上编写了《临床常见病护理进展》一书。

本书秉承整体护理的观念,将基础理论与临床实践相结合,先系统介绍了基础护理技术,然后单独论述了门诊护理的相关内容,最后对各个科室的临床护理进行了重点讲解,包括心内科、呼吸内科、消化内科、神经内科、血液内科、普外科、泌尿外科及骨科常见病护理,并对每个疾病的病因、临床表现、护理措施及健康教育做了详细介绍。全书内容丰富、重点突出,既有理论性指导,又有护理的实际应用,集科学性、先进性和实用性于一体,是一本对护理工作者大有裨益的专业书籍,可作为护理工作者科学、规范、合理进行临床护理的参考用书。

　　由于护理学内容繁多,且编写时间仓促,故书中不可避免存在疏漏甚或谬误之处,恳请广大读者见谅,并望批评指正。

　　　　　　　　　　　　　　　　　《临床常见病护理进展》编委会

　　　　　　　　　　　　　　　　　2021 年 3 月

目　　录

第一章

基础护理技术

第一节 静脉输液

静脉输液是将大量无菌溶液或药物直接输入静脉的治疗方法。常用静脉主要有四肢浅静脉、头皮静脉、锁骨下静脉和颈外静脉(常用于进行中心静脉插管)。静脉留置针输液法可保护静脉,减少因反复穿刺造成的痛苦和血管损伤,保持静脉通道畅通,利于抢救和治疗,在临床上已得到广泛应用。

一、目的

(1)补充水分及电解质,预防和纠正水、电解质及酸碱平衡紊乱。

(2)增加循环血量,改善微循环,维持血压及微循环灌注量。

(3)供给营养物质,促进组织修复,增加体重,维持正氮平衡。

(4)输入药物,治疗疾病。

二、方法

以成人静脉留置针输液法为例。

(一)操作前护理

1.患者指导

对给药计划给予了解,向患者及家属解释静脉输液的目的、方法、注意事项及配合要点。

2.患者准备

评估患者病情、治疗情况、意识状态、穿刺部位皮肤及血管状况、自理能力及肢体活动能力,嘱患者排空膀胱,协助摆好舒服的体位。

3.用物准备

注射盘、药液及无菌溶液、注射器、输液器、留置针、无菌敷贴、肝素帽、封管液、输液瓶签、输液记录单、注射用小垫枕及垫巾、止血带、弯盘、透明胶布、输液架(必要时备输液泵),医嘱单,手消毒液,医疗垃圾桶(袋)、生活垃圾桶(袋)、锐器盒。

(二)操作过程

(1)两人核对并检查药物,严格执行查对制度。检查药液有效期,瓶盖无松动,瓶身无裂痕;检查药液无混浊、沉淀及絮状物等;核对药液瓶签(药名、浓度、剂量和时间)、给药时间和给药方法。

(2)按照无菌技术操作原则抽吸药液,加入无菌溶液瓶内。

(3)正确填写输液瓶签,并贴于输液瓶上。注意输液瓶签不可覆盖原有的标签。

(4)检查输液器有效期及包装,关闭调节器;取出输液器,与无菌溶液瓶连接。

(5)携用物至患者床旁,核对患者身份,再次查对药液并消毒双手。

(6)输液管排气:①将输液瓶挂于输液架上;倒置茂菲滴管,使输液瓶内液体流出,待茂菲滴管内液体至 1/2～2/3 满时,关闭调节器,迅速正置茂菲滴管,再次打开调节器,使液面缓慢下降,直至排出输液管内气体,再次关闭调节器;将输液管末端放入输液器包装内,置于注射盘中备用。②打开静脉留置针及肝素帽外包装,将肝素帽对接在留置针侧管上,将输液器与肝素帽连接。③打开调节器,排气;关闭调节器,将留置针放回留置针包装内备用。

(7)静脉穿刺:①将小垫枕及垫巾置于穿刺肢体下,在穿刺点上方 8～10 cm 处扎紧止血带,确认穿刺静脉。②松开止血带,常规消毒穿刺部位皮肤,消毒范围直径＞5 cm,待干,备胶布及透明胶带,并在透明胶带上写上日期和时间。③再次扎紧止血带,二次常规消毒,穿刺前二次核对患者和药品信息。④取下留置针针套,旋转松动外套管,右手拇指与示指夹住两翼,再次排气于弯盘。⑤嘱患者握拳,绷紧皮肤,固定静脉,右手持留置针,使针头与皮肤成 15°～30°进针,见回血后放平针翼,沿静脉走行再继续进针 0.2 cm。⑥左手持 Y 接口,右手后撤针芯约 0.5 cm,持针翼将针芯与外套管一起送入静脉内。⑦左手固定两翼,右手迅速将针芯抽出,放于锐器收集盒中。

(8)松开止血带,嘱患者松拳,打开调节器;用无菌透明敷贴对留置针管做密闭式固定,用注明日期和时间的透明胶带固定三叉接口处,再用胶布固定插入肝素帽内的输液器针头及输液管处。

(9)根据患者年龄、病情及药液的性质调节输液滴速。通常情况下,成人每分钟40～60滴,儿童每分钟20～40滴。

(10)再次核对患者床号、姓名、药物名称、浓度、剂量、给药时间和给药方法。

(11)撤去穿刺用物,整理床单位,协助患者取舒适体位;将呼叫器放于患者易取处;整理用物;消毒双手,记录输液开始时间、滴入药物种类、滴速、患者的全身及局部状况。

(12)输液完毕:关闭调节器,拔出输液器针头;常规消毒肝素帽的胶塞;用注射器向肝素帽内注入封管液。

(13)再次输液:常规消毒肝素帽胶塞;将静脉输液针头插入肝素帽内完成输液。

(14)拔除留置针:揭除透明胶带及无菌敷贴;用干棉签轻压穿刺点上方,快速拔针;局部按压1～2分钟(至无出血为止);协助患者适当活动穿刺肢体,并协助取舒适体位,整理床单位;清理用物;消毒双手,记录输液结束的时间、液体和药物滴入总量、患者全身和局部反应等。

(三)操作后护理

(1)密切观察进针位置是否有渗血、肿胀及疼痛。

(2)耐心听取患者主诉,询问有无胸痛、胸闷、肢体麻木及发热等症状。

(3)健康教育:保持穿刺部位清洁干燥,贴膜卷曲、松动及贴膜下有汗液等及时通知护士。告知患者输液侧上肢勿做剧烈外展运动。

三、注意事项

(1)严格执行查对制度和无菌技术操作原则,预防感染及差错事故的发生。

(2)根据病情需要安排输液顺序,并根据治疗原则,按急、缓及药物半衰期等情况合理分配药物;注意药物的配伍禁忌,对于有刺激性或特殊药物,应在确认针头已刺入静脉内时再输入。

(3)对需要长期输液的患者,要注意保护和合理使用静脉,一般从远端小静脉开始穿刺(抢救时可例外)。

(4)静脉穿刺前要排尽输液管及针头内的空气,输液结束前要及时更换输液瓶或拔针,严防造成肺动脉空气栓塞,引起死亡。

(5)严格控制输液速度。对有心、肺、肾疾病的患者,老年患者,婴幼儿以及输注高渗、含钾或升压药液的患者,要适当减慢输液速度;对严重脱水、心肺功能良好者可适当加快输液速度。

（6）输液过程中要加强巡视，注意观察滴入是否通畅；针头或输液管有无漏液；针头有无脱出、阻塞或移位；输液管有无扭曲、受压；局部皮肤有无肿胀或疼痛等。应密切观察患者有无输液反应，如患者出现心悸、畏寒、持续性咳嗽等情况，应立即减慢输液速度或停止输液，及时处理。每次观察巡视后，应做好记录。

（7）留置针常用的封管液有无菌生理盐水和稀释肝素溶液；在封管时应边推注边退针，直至针头完全退出为止，确保正压封管。

（8）对于需要 24 小时持续输液者，应每天更换输液器。

（9）小儿头皮静脉输液按小儿静脉注射法进行穿刺，穿刺过程中应注意固定患儿头部，防止针头滑脱。

第二节　静　脉　输　血

静脉输血是将全血或成分血如血浆、红细胞、白细胞或血小板等通过静脉输入体内的方法。静脉输血有直接输血法和间接输血法 2 种。直接输血法是将供血者的血液抽出后立即输给患者的方法，适用于无库存血而患者又急需输血及婴幼儿的少量输血时。间接输血法是将抽出的血液按静脉输液法输给患者的方法。

一、适应证

（1）各种原因引起的大出血。

（2）贫血或低蛋白血症。

（3）严重感染。

（4）凝血功能障碍。

二、禁忌证

（1）急性肺水肿、肺栓塞、恶性高血压。

（2）充血性心力衰竭、肾功能极度衰竭。

（3）真性红细胞增多症。

（4）对输血有变态反应者。

三、输血原则

（1）输血前必须做血型鉴定及交叉配血试验。

（2）无论是输全血还是输成分血，均应选用同型血液输注。

（3）如需再次输血者，必须重新做交叉配血试验，以排除机体已产生抗体的情况。

四、血液制品种类

（一）全血

全血主要包括新鲜血和库存血。

（二）成分血

成分血主要包括红细胞（浓缩红细胞、洗涤红细胞、红细胞悬液）、白细胞浓缩悬液、血小板浓缩悬液、血浆（新鲜血浆、保存血浆、冰冻血浆、干燥血浆）和其他血液制品（清蛋白液、纤维蛋白原、抗血友病球蛋白浓缩剂）。

五、操作方法

以间接输血法为例。

（一）操作前准备

（1）向患者及家属解释静脉输血的目的、方法、注意事项及配合要点。签署知情同意书。

（2）评估患者病情、治疗情况、血型、输血史及过敏史、心理状态及对输血相关知识的了解程度，穿刺部位皮肤、血管状况。

（3）用物准备：血液制品（根据医嘱准备）、生理盐水、无菌手套、输血卡、一次性输血器，其他用物同成人静脉留置针输液法。

（二）操作步骤

（1）根据医嘱两人核对血液制品，严格执行三查八对制度。三查：血液的有效期、血液的质量及血液的包装是否完好。八对：核对患者床号、姓名、住院号、血袋（瓶）号（储血号）、血型、交叉配血试验的结果、血液的种类、血量。

（2）按静脉输液法建立静脉通道，输入少量生理盐水，冲洗输血器管道。

（3）将储血袋内的血液轻轻摇匀。避免血液的剧烈震荡，防止红细胞破坏。

（4）戴无菌手套，打开储血袋封口，常规消毒开口处塑料管，将输血器针头从生理盐水瓶上拔出，插入储血袋的输血接口，缓慢将储血袋倒挂于输液架上。

5

（5）调节滴速，开始时输入的速度宜慢，一般每分钟不超过 20 滴。观察 15 分钟左右，无不良反应后，再根据病情及年龄调节滴速，成人一般每分钟40～60 滴。

（6）操作后查对。

（7）撤去穿刺用物，整理床单位，协助患者取舒适体位；将呼叫器放于患者易取处，告知患者如有不适及时用呼叫器通知；整理用物；消毒双手，记录输血开始时间、滴速、患者全身及局部状况等。

（8）输血完毕后的处理：①换输少量生理盐水，待输血器内血液全部输入体内再拔针，以保证输血量准确；②用干棉签轻压穿刺点上方，快速拔针，局部按压1～2 分钟（至无出血为止），协助患者取舒适体位，整理床单位；③用剪刀将输血器针头剪下放入锐器收集盒中，将输血器放入医疗垃圾桶中，将储血袋送至输血科保留 24 小时；④消毒双手，记录输血时间、种类、血量、血型、血袋号（储血号）、患者有无输血反应等。

六、注意事项

（1）严格执行查对制度和无菌技术操作原则。输血前，由两名医务人员再次进行查对，避免差错事故的发生。

（2）输血前后和两袋血之间需要滴注少量生理盐水，以防发生不良反应。

（3）储血袋内不可加入其他药品，如钙剂、酸性及碱性药品、高渗或低渗液体，以防血液凝集或溶解。

（4）输血过程中加强巡视，观察有无输血反应，并询问患者有无任何不适。一旦出现输血反应，应立即停止输血，并进行处理。常见的输血反应包括发热反应、变态反应、溶血反应、循环负荷过重、有出血倾向、枸橼酸钠中毒反应等。

（5）严格掌握输血速度，对年老体弱、严重贫血、心力衰竭患者应谨慎，滴速宜慢。

（6）储血袋送至输血科保留 24 小时，以备患者在输血后发生输血反应时分析原因。

第三节　凝血因子制品输注

发生凝血功能障碍的患者应及时给予凝血因子制品输注，以改善患者凝血功能，预防和控制出血，降低关节、组织和脏器功能受损的程度。应根据患者凝血因子基础值、出血严重度、出血部位、是否有抑制物等因素制订治疗方案。护士正确执行医嘱。

融化后的凝血因子制品如因子Ⅷ最不稳定，很容易丧失活性，要用输血器以患者可耐受的最快速度输入；未能及时输用的凝血因子制品不宜在室温下放置过久，不宜放入 4 ℃冰箱，也不宜再冰冻。输注过程中护士应密切关注患者有无输血反应，发现异常要及时处理。

一、操作目的

将凝血因子制品通过静脉输入体内，改善患者凝血功能，预防和控制出血。

二、适应证

发生凝血功能障碍的患者。

三、操作过程

(一)评估

(1)患者的年龄、病情，穿刺部位的皮肤、血管状况及肢体活动度。

(2)患者的输血史及过敏史。

(3)患者的心理状态及合作程度。

(二)准备工作

(1)签署凝血因子使用知情同意书。

(2)介绍使用凝血因子的目的及使用中、使用后注意事项。

(3)护士洗手、戴口罩、帽子，必要时戴手套。

(4)患者排尿，体位舒适。

(5)环境清洁，温度适宜。

(6)常规检查：包括肝、肾功能，输血全套，血凝常规等。

(7)备好输液用物。

(三)操作过程

(1)凭治疗申请单领取凝血因子制剂。

(2)领药后双人核对床号、姓名、住院号、凝血因子剂量等。

(3)建立静脉通路，使用一次性输血管，用生理盐水连接冲管、排气。

(4)双人核对，将凝血因子制剂轻轻摇匀后按无菌操作原则进行输注。

(5)起始输注速度：缓慢滴注，每分钟 20～30 滴，观察 15 分钟，出现不良反应可调快滴速至每分钟 60 滴,于 1 小时内输完,以保证凝血因子的作用。

（6）输注过程中,每隔 5 分钟轻轻混匀凝血因子制剂。

（7）输注结束,连接生理盐水冲洗管路,观察患者有无不良反应。

(四)操作后护理

（1）耐心听取患者主诉,询问有无胸痛、胸闷、肢体麻木及发热等症状。

（2）记录输入凝血因子的种类及剂量。

第四节　中心静脉置管

中心静脉置管是经过皮肤直接自颈内静脉、锁骨下静脉和股静脉等进行穿刺,沿血管走向直至腔静脉的插管。中心静脉因其管径粗、血流速度快、血流量大、插入导管长度相对较短、穿刺成功率高、不受输入液体浓度与酸碱度的限制,以及输入的液体很快被血液稀释,而不引起对血管壁的刺激损伤等优点,已被临床广泛使用。

一、操作目的

为保证中心静脉导管通畅,避免感染发生,应进行导管维护。通过科学维护,预防局部感染,保持导管通畅,保证正常使用。

二、操作流程

(一)准备

1.个人准备

医师洗手、戴口罩,测量患者生命体征。

2.准备用物

PICC 换药包、肝素帽/无针输液器、乙醇棉片 1 张、10 mL 生理盐水、2～3 mL肝素盐水、快速手消毒剂。

(二)评估

（1）患者的病情、治疗、合作程度。

（2）穿刺点有无红肿、渗血、渗液、肉芽肿、湿疹等。

（3）观察导管外露长度,是否脱出或进入体内。

(4)敷贴有无卷边、松动、潮湿、污染、脱落,是否到期。

(三)操作步骤

(1)协助患者取舒适体位。

(2)暴露穿刺部位,撕除旧的敷料。

(3)洗手,打开换药包。

(4)清洁脱脂:乙醇棉棒以穿刺点为中心(但需避开穿刺点和导管),直径20 cm,由内向外擦拭3遍。

(5)消毒:碘伏棉棒以穿刺点为中心,直径20 cm,由内向外用力摩擦消毒3遍,自然待干。

(6)洗手,戴无菌手套。

(7)固定。

(8)脱手套,快速手消毒剂洗手。

(9)更换肝素帽/无针输液器。

(10)冲、封管:5～10 mL生理盐水脉冲式冲管,2～3 mL肝素盐水正压封管。

(11)胶布横向桥式固定连接器、肝素帽。

(四)常见的严重并发症

(1)血肿引起窒息。

(2)误伤前腹壁和膀胱。

(3)血胸、气胸。

(4)心脏压塞。

(5)气血栓塞。

(6)呼吸骤停,猝死。

三、操作后观察

每天需关注置管局部情况。

(1)穿刺点的情况:有无发红、渗血、渗液等。

(2)置管局部皮肤情况:有无发红、皮疹,患者有无痒感、疼痛等不适情况。

(3)敷贴是否卷边、有无破损、标注时间是否过期等。

(4)患者主诉。

(5)观察缝针处有无松脱、渗血,缝线松脱则重新缝合固定。

第五节　胃肠道减压

胃肠减压技术是利用负压吸引的原理,将胃管自口腔或鼻腔插入,通过胃管将积聚于胃肠道内的气体及液体吸出,对胃肠梗阻患者可减低胃肠道内的压力和膨胀程度,对胃肠道穿孔患者可防止胃肠内容物经破口继续漏入腹腔,并有利于胃肠吻合术后吻合口的愈合。因此,适用范围很广,常用于急性胃扩张、肠梗阻、胃肠穿孔修补或部分切除术以及胆道或胰腺手术后。

一、适应证

(1)适用于单纯性及麻痹性肠梗阻,解除肠内压力。

(2)腹部较大手术前做胃肠减压,减少并发症。

(3)胃、食管、肠道手术后的患者。

(4)胃部疾病需要排出胃内容物。

(5)胃十二指肠穿孔。

二、禁忌证

(1)活动性上消化道出血。

(2)食管阻塞或静脉曲张。

(3)极度衰弱。

(4)食管或胃腐蚀性损伤。

三、操作前准备

(1)明确操作目的。

(2)物品准备:治疗卡、治疗盘、治疗碗(内盛生理盐水或凉开水)、治疗巾、一次性 12/14 号胃管、20 mL 注射器、液状石蜡、纱布、棉签、胶布、镊子、止血钳、弯盘、压舌板、听诊器、胃肠减压器。

(3)患者准备:操作前告知患者胃肠减压的目的,正确认识胃肠减压技术的重要性及必要性,消除患者思想上的恐惧心理,使其主动配合操作。

四、操作过程

(1)体位:能配合者取半坐位或坐位,无法坐起者取右侧卧位,昏迷患者取去枕平卧位,头向后仰,将治疗巾围于患者颌下,放置弯盘,接唾液或者患者的呕吐物。

（2）测量胃管插入长度并标记，液状石蜡润滑胃管前端，持镊子夹住胃管前端从一侧鼻孔轻轻插入。

（3）插入胃管达咽喉部时(10～15 cm)，清醒患者嘱其做吞咽动作，对于昏迷患者，护士左手将其头部托起，使下颌靠近胸骨柄，缓缓将胃管插至预定长度。

（4）确认胃管是否在胃内：在胃管末端连接注射器抽吸，抽出胃液，说明胃管留置成功。

（5）胃管连接胃肠减压吸引器的吸引管，持续吸引。

五、操作后护理

（1）胃肠减压期间应禁食、禁饮，一般应停服药物。如需胃内注药，则注药后应夹管并暂停减压 0.5～1 小时。适当补液，加强营养，维持水、电解质的平衡。

（2）妥善固定：胃管固定要牢固，防止移位或脱出，尤其是外科手术后胃肠减压，胃管一般置于胃肠吻合的远端，一旦胃管脱出，应及时报告医师，切勿再次下管。因下管时可能损伤吻合口而引起吻合口瘘。

（3）保持胃管通畅，维持有效负压，每隔 2～4 小时用生理盐水 10～20 mL 冲洗胃管 1 次，以保持管腔通畅。

（4）观察引流液颜色、性质和量，并记录 24 小时引流液总量。观察胃液颜色，有助于判断胃内有无出血情况，一般胃肠手术后 24 小时内，胃液多呈暗红色，2～3 天后逐渐减少。若有鲜红色液体吸出，说明术后有出血，应停止胃肠减压，并通知医师。引流装置每天应更换 1 次。

（5）加强口腔护理，预防口腔和呼吸道感染，必要时给予雾化吸入，以保持口腔和呼吸道的湿润及通畅。

（6）观察胃肠减压后的肠功能恢复情况，并鼓励患者于术后 12 小时在床上翻身，有利于胃肠功能恢复。

（7）拔管：通常在术后 48～72 小时，肠鸣音恢复，肛门排气后可拔除胃管。拔胃管时，先将吸引装置与胃管分离，捏紧胃管末端，嘱患者吸气并屏气，迅速拔出，以减少刺激，防止患者误吸。擦净鼻孔及面部胶布痕迹，妥善处理胃肠减压装置。

（8）长期胃肠减压者，普通胃管每周更换 1 次，硅胶胃管每月更换 1 次，从另一侧鼻孔插入。

第六节　灌　肠

灌肠是将一定量的液体由肛门经直肠灌入结肠,以帮助患者清洁肠道、排便、排气或由肠道供给药物或营养,达到确定诊断和治疗目的的方法。根据灌肠的目的,将其分为保留灌肠和不保留灌肠;根据灌入的液体量,将不保留灌肠分为大量不保留灌肠和小量不保留灌肠。如为了达到清洁肠道的目的,而反复使用大量不保留灌肠,则为清洁灌肠。

一、适应证

(1)各种原因引起的便秘及肠胀气。

(2)结肠、直肠及大手术前的准备。

(3)高热降温。

(4)分娩前准备。

二、禁忌证

(1)急腹症和胃肠道出血。

(2)肠道手术。

(3)肠伤寒。

(4)严重心脑血管疾患。

三、操作方法

(一)操作前准备

(1)操作者衣帽整洁,修剪指甲,洗手,戴口罩。酌情关闭门窗,使用屏风遮挡患者,保持合适的室温,光线充足或有足够的照明。

(2)评估患者的年龄、病情、临床诊断、意识状态、心理状况、排便情况、理解配合能力。向患者及家属解释灌肠的目的、操作方法、注意事项及配合要点。

(3)用物准备:一次性灌肠器包(内有灌肠筒、引流管、肛管一套,垫巾、孔巾,肥皂冻1包,纸巾数张,手套)、弯盘、水温计、输液架、医嘱单,手消毒液,便器及便巾,生活垃圾桶(袋)、医疗垃圾桶(袋)。

(二)操作步骤

以大量不保留灌肠为例。

（1）携用物至患者床旁，核对患者身份；协助患者取左侧卧位，双膝屈曲，脱裤至膝部，臀部移至床沿（不能自控排便的患者可取仰卧位，臀下垫便盆），盖好被子，暴露臀部；操作者消毒双手。

（2）检查灌肠器包并打开，取出垫巾铺在患者臀下，孔巾铺在患者臀部，暴露肛门，置弯盘于患者臀部旁边，备好纸巾。

（3）取出灌肠筒，关闭开关；将灌肠液倒入灌肠筒中，挂灌肠筒于输液架上，筒内液面高于肛门 40～60 cm；戴手套；润滑肛管前端，排尽管内气体。

（4）左手垫纸巾，分开臀部，暴露肛门，嘱患者深呼吸，右手将肛管轻轻插入直肠 7～10 cm（小儿插入深度为 4～7 cm），固定肛管。

（5）打开开关，使液体缓缓流入；灌入过程中密切观察筒内液面下降速度和患者的情况；待灌肠液即将流尽时夹管，用纸巾包裹肛管轻轻拔出；擦净肛门，脱下手套，消毒双手。

（6）协助患者取舒适卧位；嘱其尽量保留 5～10 分钟后再排便；对不能下床的患者给予便盆，协助能下床的患者上厕所排便。

（7）清理用物；根据需要留取标本送检；协助患者取舒适体位，整理床单位；消毒双手，记录灌肠的结果。

四、注意事项

（一）特殊情况

肝性脑病患者禁用肥皂水灌肠；充血性心力衰竭和水钠潴留患者禁用生理盐水灌肠。

（二）准确选用灌肠溶液

（1）大量不保留灌肠常用灌肠溶液为 0.1%～0.2% 的肥皂液和生理盐水。成人每次用量为 500～1 000 mL，小儿为 200～500 mL。溶液温度一般为 39～41 ℃，降温时为 28～32 ℃，中暑患者灌肠溶液温度为 4 ℃。

（2）小量不保留灌肠常用"1、2、3"溶液（50% 硫酸镁 30 mL、甘油 60 mL、温开水 90 mL）、甘油 50 mL 加等量温开水或各种植物油，溶液温度通常为 38 ℃；液面距肛门通常不超过 30 cm；灌注溶液后，嘱患者保留 10～20 分钟。

（3）保留灌肠常用 10% 水合氯醛及各种抗生素溶液，溶液量一般不超过 200 mL，温度通常为 38 ℃；慢性细菌性痢疾患者取左侧卧位，阿米巴痢疾患者取右侧卧位；灌注溶液前在臀下垫治疗巾，使臀部抬高 10 cm；排气后将肛管插入肛门 15～20 cm；注入 5～10 mL 温开水，嘱患者尽量保留药液 1 小时以上。

降温灌肠时,溶液要保留 30 分钟,排便后 30 分钟测量体温并记录。

(4)灌肠时,灌肠溶液流速和压力应适宜。如患者有腹胀或便意时,应嘱患者深呼吸以减轻不适。伤寒患者灌肠时,溶液不得超过 500 mL,压力要低,液面不得超过肛门 30 cm。

(5)灌肠过程中应随时观察患者病情变化,如发现脉速异常、面色苍白、出冷汗、剧烈腹痛、心慌气急时,应立即停止灌肠并及时采取急救措施。

第七节　口 腔 护 理

患者在疾病发展过程中常伴有发热、脱水等症状,使口腔唾液浓缩、变稠,口腔黏膜清洁作用丧失,自洁能力下降,细菌迅速繁殖并分解糖类,使堆积于齿缘软垢以及嵌塞于牙间隙和龋齿内的食物发酵腐败,产生吲哚、硫氢基和氨类物质等,引起口腔肿胀、溃疡、糜烂。在临床护理工作中做好患者的口腔护理,不仅能够保持口腔的清洁,消除口腔异味,使患者感到舒适,增进食欲,而且能增加其抗病能力,预防和减少口腔并发症的发生。因此,在患者用药期间,护士应密切关注其口腔黏膜情况,积极采取措施,减少口腔疾患的发生。

一、操作目的

(1)保持口腔清洁,预防或减少口腔感染的发生。

(2)观察口腔内的变化,提供病情变化的信息。

(3)保证患者舒适。

二、操作步骤

(一)评估

(1)时段:入院时、化疗期间、粒缺期。

(2)顺序:口唇、口角、齿龈、双颊、上颚、舌面、舌下、咽部。

(二)操作前护理

1.患者准备

检查生命体征稳定,了解操作的目的和方法。

2.用物准备

一次性弯盘、水杯、pH 试纸、液状石蜡、棉棒、漱口液、一次性垫布、电筒等。

(三)操作方法

1.小化疗

牙龈炎冲洗剂于晨起和睡前含漱 3 分钟,碳酸氢钠和制霉菌素于饭前、饭后含漱。

2.大剂量化疗

牙龈炎冲洗剂、碳酸氢钠和制霉菌素在睡前,晨起,进食前后,用药前后半小时交替含漱,每次 3～5 分钟,每次 2～3 口。

3.大剂量甲氨蝶呤化疗

亚叶酸钙稀释液含漱并吞咽,每天 3～4 次,每次 3 口,第 1、2 口含漱后吐掉,第 3 口吞下。

(四)操作后护理

(1)协助患者取舒适卧位。

(2)漱口结束,物品按医疗垃圾处理。

三、口腔感染的临床表现及处理

(一)临床表现

牙龈增生、肿胀、触痛,也可蔓延到咽部、扁桃体等部位,口腔局部黏膜苍白或充血,伴有疼痛性的隆起或破溃。

(二)常用口腔护理液的用途

1.饱和生理盐水

缓解口腔黏膜水肿。

2.4%碳酸氢钠漱口液

改变口腔 pH,使口腔成碱性环境,预防真菌感染。

3.制霉菌素漱口液

制霉菌素 5 片研磨成粉后,用生理盐水化开,可用于预防和治疗口腔真菌感染。

4.亚叶酸钙漱口液

大剂量甲氨蝶呤化疗患者由于甲氨蝶呤能抑制二氢叶酸还原酶,易导致 DNA 合成障碍,使口腔黏膜发生严重破坏,继发黏膜炎,故常规口腔护理外,还要加用亚叶酸钙漱口液含漱及吞服。

5.贝复剂

促进上皮细胞增生和黏膜组织修复。

6.口腔溃疡糊

可使口腔黏膜表面麻醉,缓解疼痛,保护创面。

7.牙龈炎冲洗器

广谱抗细菌和病毒。

8.碘伏液

碘和表面活性剂结合而成的水溶液,对细菌、真菌、病毒、原虫有广谱杀菌作用并能持续较长时间的作用。

(三)漱口方法

教会患者正确的漱口方法:漱口液含在口中流动震荡、冲击,同时用舌在齿、颊、腭各方面搅动,使漱口液和口腔黏膜充分接触。漱口时间不应少于3分钟。

(四)常见口腔问题的处理方法

1.口腔黏膜水肿

饭后半小时使用饱和生理盐水含漱3～5分钟,紫草泡水饮用。

2.口腔出血

齿龈渗血者使用无菌棉球或吸收性明胶海绵局部压迫止血,或用2%碘甘油涂于齿龈边缘处,有消炎止痛和止血作用。去甲肾上腺素稀释液和云南白药对口腔出血均有效。口腔黏膜及舌部有多个血泡者,口腔护理动作应轻柔,用冰水和冰盐水漱口可使血管收缩减少出血。严重出血、血小板较低者应及时输入血小板悬液。

3.口腔溃疡

(1)破溃表浅者,用含0.25%有效碘无痛碘棉球湿敷、贝复剂局喷、口腔溃疡糊局涂、微波照射每天2次。

(2)破溃深者用2%过氧化氢溶液清洁溃疡周围皮肤后,用生理盐水清洁溃疡部位,用含0.25%有效碘的无痛碘棉球湿敷,每天2～3次;康复新液棉球湿敷,每天2～3次;贝复剂局部喷涂、口腔溃疡糊局部涂抹、微波照射,每天2～3次。

4.口腔疱疹

阿昔洛韦软膏局涂,每天3次,遵医嘱静脉或口服抗病毒药;含0.25%有效碘的无痛碘棉球湿敷,每天2次。

5.口腔透明小水泡

阿昔洛韦0.25 g加入生理盐水250 mL稀释后分次漱口,遵医嘱静脉或口服抗病毒药。

6.牙龈红肿

碘甘油棉球局敷,每天2～3次;替硝唑漱口液漱口。

7.舌苔白膜或者舌苔发黑厚腻

用棉棒蘸取制霉菌素漱口液轻刮舌苔,两性霉素 B 25 mg,用5%葡萄糖注射液 10 mL 化开后浸湿小纱布,分次咀嚼,5～10分钟后吐掉。

第八节 肛 周 护 理

患者抵抗力和免疫力急剧下降时,肛门作为机体消化道排泄物的出口,括约肌形成皱褶的特殊解剖结构为细菌的藏匿提供了有利条件。因此,肛周是感染的高发部位,部分患者可发生脓肿、败血症等严重情况。床位护士应每天观察患者排便及肛周情况,做好患者的宣教工作,加强肛周护理,预防和减少肛周感染的发生。

一、操作目的

预防和减少肛周感染的发生。

二、操作方法

(一)步骤

(1)坐浴水配制。取温开水 2 000 mL 于盆内,加入 5%碘伏 5 mL 或消炎坐浴散 1 份,温度以 40～45 ℃为宜。

(2)坐浴盆放在坐浴凳上。协助患者下床,指导患者身体前倾,趴在床边,将臀部浸入坐浴水中,坐浴 15～30 分钟。

(3)指导其尽量分开肛门,并反复做收缩-放松盆底肌动作。

(4)坐浴过程中严密观察病情,若患者发生眩晕、心悸等不适,应立即停止坐浴,卧床休息。

(二)处理

(1)干毛巾擦拭肛周,更换清洁衣裤,卧床休息。

(2)盆、毛巾清洁晾干备用。

三、常见肛周问题的护理方法

(一)肛周发红、触痛

每天评估肛周情况,予无痛碘纱布湿敷肛周每天2次,每次20～30分钟;微波照射每天2次,每次20分钟,疼痛明显时,加入2%利多卡因5 mL局部湿敷。

(二)肛周脓肿

每天评估肛周情况,予无痛碘纱布湿敷肛周20～30分钟;微波照射每天2次,每次20分钟。

(三)肛周破溃

每天评估,予贝复剂加无痛碘湿敷每天2次,每次20～30分钟;卵磷脂局涂,微波照射每天2次,每次20分钟。

(四)肛周内外痔

无痛碘纱布湿敷,每天2次,每次20～30分钟,马应龙痔疮膏局涂。

第九节　患者安全送检和转运

一、适应证

需要外出完成各种检查和治疗的患者。

二、禁忌证

(1)心跳呼吸停止。

(2)有紧急插管指征,但未插管的。

(3)血流动力学极其不稳定,但未使用药物。

三、操作方法

(一)操作前护理

(1)观察病情变化:危重患者送检或转运过程中护士全程陪同,尽量站在患者的头侧,随时严密观察患者的生命体征变化,重视患者的主诉,及时发现问题,及时处理。

（2）保持呼吸道通畅。

（3）保持各种管道通畅,固定良好,防止脱出。

（4）保暖和安全:注意全身保暖,特别是冬天防止受凉。搬运患者时,注意动作轻稳,协调一致,防止平车和轮椅撞门、墙等,确保患者安全、舒适。

（5）护送人员将患者运送到相关检查科室后,与检查科室的医护人员进行交接,告知患者的病情、生命体征、用药情况、特殊治疗措施、患者的心理状态等,按检查要求共同安置患者,摆放检查体位,固定各种管道。

(二)评估准备

1.患者评估

评估患者的病情、生命体征等是否适合外出检查或转运。危重患者外出应与医师一同护送。

2 环境评估

选择无雨天外出,紧急情况下做好防雨措施。

3.医师护士准备

确认检查项目、时间,迁入病区的护士做好迎接患者的准备。

4.用物准备

平车(轮椅)必要时备简易呼吸器、急救药品等。

(三)操作过程

（1）轮椅或平车置患者床前,再次三查七对并解释。

（2）协助患者穿衣,戴好口罩、帽子。

（3）安置患者至轮椅或平车上,有导管者妥善固定,冬天需做好保暖工作。

（4）安排一名护工推车,与一名医师一起护送患者,途中密切观察患者病情变化。

（5）外出检查过程中观察患者病情变化,出现异常及时处理。检查结束护送患者返回病房,安置舒适体位。

（6）与新迁入病区护士交接患者的病情、生命体征、用药情况、特殊治疗等。交接结束,携用物返回病房。

四、注意事项

（1）向患者及其家属解释检查的目的及注意事项,取得患者及家属的同意。

（2）对于外出检查的患者,护士与医师必须一起评估患者的病情、有无潜在危险因素、途中可能出现的潜在性安全隐患、医师是否必须一起同行等。

（3）如果患者生命体征不稳定，而又必须进行诊断性检查及治疗时，医师必须向患者及家属告知外出检查过程中可能出现的病情变化及所存在的风险，待患者及家属签字同意后，医师、护士才能共同陪同患者外出检查。

第二章

门 诊 护 理

第一节　骨　科　门　诊

一、门诊护理工作常规

(1)门诊工作人员衣帽整齐,按时上岗,坚守工作岗位。

(2)诊室保持安静、整洁、舒适,每天上下班前后整理好室内物品,打扫卫生,每天紫外线消毒 1 次并登记。

(3)对患者态度和蔼、热情、细致、耐心,严格执行首问负责制,有问必答,进行有效的健康宣教。为患者治疗操作手法轻柔,并讲解治疗后的注意事项。

(4)换药室区域划分明确,不乱放、混放。物品、药品无过期。各种敷料、器械每周定期消毒更换。器械用后按规定消毒处理,定位放置。

(5)每处置一位患者后洗手,严格防止院内感染。医疗垃圾分类正确。

(6)节约水、电,注意防火和安全。

二、门诊内部结构及各岗位护理任务

骨科门诊是骨科医疗工作的第一线。绝大部分骨科患者的诊察工作要在门诊部进行,还有少部分患者的整复治疗工作也在门诊部进行。因此,骨科门诊的护理工作较之其他门诊更为复杂。除了在分诊、观察病情、卫生宣教和提供咨询服务之外,还有整复治疗配合、X 线检查配合、外伤处置、感染伤口换药、手术配合、术后观察、理疗护理及拆除外固定材料等工作。

(一)门诊内部结构

骨科门诊应设有候诊室、诊察室、一般处置室、换药室、理疗室、整复室、手术室和观察室等单位。

(二)门诊各岗位护理任务

1.候诊室

候诊室应宽敞,备有数量与门诊接诊量相适应的候诊椅和1个分诊台。候诊室护理工作如下。

(1)分诊。①开诊准备:值班护士提前15分钟到岗,维持秩序,保持候诊室安静。卫生宣教,主动介绍就诊须知。②预检分诊:按照患者选择的科别,及时传呼患者就诊。根据病情,对复诊患者尽量安排经治大夫诊察。加强巡视,观察病情,发现高热、出血、呼吸困难、休克等患者立即安排就诊,必要时送急诊科处理。发现传染病患者,立即隔离诊治,并对候诊室进行消毒处理。

(2)提供咨询服务:①在患者就诊过程中,指导患者交费、取药、检查等,以缩短就诊时间,使患者尽早得到治疗。②耐心回答患者有关就诊的各种问题。

2.诊察室

(1)设施:骨科门诊各诊室应备有诊察床、就诊椅、诊断桌椅、洗手池、观片灯、血压计、听诊器、叩诊锤和各种表格等诊察设施及物品。

(2)护理任务:①开诊前,检查各诊室物品和设施,如有短缺和损坏应及时补充与送修。②每天停诊后,将用过的器械和物品清洁、消毒后放回原处,如有损坏及时送修;检查表格等用品,如有短缺,及时补充。

3.一般处置室

一般处置室的任务是,为门诊患者进行药物过敏试验、肌内或静脉注射以及清洁灌肠等。室内备有治疗台、小药柜、治疗床和屏风等。一般处置室的工作内容同病区治疗室。

4.换药室

骨科门诊换药室是为初诊患者处理伤口和为复诊患者换药的场所。室内备有换药床、治疗台、各种外用药、无菌物品柜、浸泡消毒容器和污物桶等。换药工作一般由护士完成。其工作内容如下。

(1)换药室管理:①保持室内清洁,物品摆放合理,每天紫外线照射消毒1小时,消毒液擦拭工作台面和地板1次。②严格划分清洁区和污染区,并做出明显标记。③无菌物品专柜存放,每件无菌物品均要标明灭菌日期和失效日期。发现过期物品,及时更换消毒,保证备用状态。④无菌物品打开包装24小时后,必须重新灭菌。⑤按要求更换各种浸泡消毒液。⑥各种药品分类放置、标签清楚,经常检查,及时清理过期变质药品。

(2)为门诊患者换药。

新鲜小伤口包扎：严格消毒，无菌操作；观察小伤口出血情况。一般渗血可采用压迫止血法，加压包扎，若发现喷射小动脉出血应立即结扎止血包扎；包扎四肢部位的伤口时，应注意观察肢体末梢的感觉运动情况，判断有无神经和肌腱损伤；若伤口较深，应先用3%过氧化氢溶液冲洗2遍，再用无菌生理盐水冲洗数遍，以预防厌氧菌感染。若需要缝合，则送门诊手术室进行清创缝合。包扎后嘱患者适当抬高患肢，以减少伤口渗血和减轻疼痛。

无菌手术伤口换药：严格消毒，无菌操作；无菌手术伤口一般无须换药，仅在术后第3天观察伤口1次，若伤口无感染，可更换无菌敷料包扎，直至拆线。

感染伤口换药：根据伤口情况正确选用药物或遵医嘱用药。轻度感染伤口用碘伏消毒、无菌生理盐水清洁创面即可，2～3个月换药1次；严重感染伤口可敷用除腐抗菌药物，并除去脓液及坏死组织等，每天换药1次（敷用腐蚀性药物应注意防止伤及健康组织，头、指、趾等肉薄近骨处禁用强烈腐蚀药）。

清除皮肤上残留膏药：有些骨科患者来诊前已用过膏药，就诊做X线检查前应把膏药清理干净，以免影响检查结果。暴露患处，揭去膏药；用棉签蘸取松节油轻轻擦拭残留在皮肤上的膏药；擦净之后，用干的棉签擦去皮肤上的松节油，再用生理盐水棉球擦拭患处，以消除残留松节油对皮肤的刺激。

换药注意事项：操作者必须戴好口罩、帽子，洗净双手；无菌伤口与感染伤口严格分开处理；使患者取舒适体位，冬季应注意保暖；并做好心理护理，解除患者紧张情绪；伤口内放置引流物后要做记录，避免遗漏在伤口内。

换药器械处理：换药器械每个患者1套，用过后立即浸入消毒液中，达到消毒时间后，取出来洗净、擦干、上油、包装，送到供应室灭菌；刀剪类器械用过后，经消毒、清洗、晾干后浸入消毒盘中，达到灭菌时间后方可再次使用；一次性器械用后浸泡消毒，送到供应室回收处理。

污物处理：一次性纸巾类和敷料类送入焚烧炉进行焚烧。

5.理疗室

骨科门诊理疗室是对门诊患者进行针灸、推拿、按摩、磁疗、电疗、光疗、热疗等物理治疗的场所。骨科理疗适应证包括关节炎、关节周围炎、关节强直、腱鞘炎、软组织损伤、坐骨神经痛、骨髓炎等。理疗室应设理疗床和牵引床数张（按照门诊量多少而定）。理疗设备根据医院条件酌情配备。一般规模的骨科理疗室应备有烤灯、各种电疗仪、旋转磁疗机、磁片、超声波治疗仪、火罐、针刺器具、艾条等。骨科门诊理疗室的护理任务如下。

（1）理疗室管理：①保持室内整洁、安静，每天紫外线照射消毒1小时。②及时更换理疗床上用具，保持清洁。③定时维修保养各种治疗仪器，发现损坏及时送修。④及时请领补充办公用品和药品。⑤做好安全防护，避免机器漏电及热疗过程中失火。⑥下班之前切断电源。

（2）遵医嘱对患者治疗：①准确执行医嘱，认真查对患者姓名、治疗种类、治疗部位、治疗剂量和治疗次数。②向初诊患者详细介绍治疗中注意事项，使之正确配合治疗。③使用机器治疗前，应检查患者体位是否正确，机器各部分功能是否健全。确认完善，方可开机。④使用机器治疗时，要严守操作规程，并密切注意患者反应和机器运转情况，发现异常立即检查处理，甚或停止治疗，并报告医师。⑤针灸治疗时，要按医嘱中穴位处方准确定位；针刺时，要严格执行无菌操作规程。⑥热疗时，要掌握烤灯高度和照射时间，避免灼伤患者皮肤。⑦治疗完毕后，详细检查患者局部反应，并询问有无全身反应，做好治疗记录。

6.整复室

骨科门诊整复室是对一些单纯的新鲜闭合骨折或关节脱位的患者施行手法整复固定术的场所，是骨科门诊特有的处置室。整复室应备有整复床、石膏准备台、各种夹板、观片灯、石膏锯、石膏剪和抢救车等设备。整复室的护理工作如下。

（1）整复室管理：①保持室内整洁，物品合理放置；每天紫外线照射消毒1小时。②备好急救药品和抢救器材，以备整复意外时使用。③及时请领补充有关卫生材料，制备各种整复固定辅助用品。

（2）整复配合：①备好整复床或整复座椅。②做好患者的心理护理，使患者消除紧张情绪和恐惧心理，积极配合整复。③整复过程中，观察患者的神志、面色、呼吸、脉搏情况。发现异常，立即报告医师采取措施。④及时提供固定器材，如夹板、绷带、小带子、浸泡的石膏绷带等。⑤整复固定后，护送患者到观察室。

（3）拆除外固定器材：①遵医嘱解下患者的夹板或拆除石膏。拆石膏时应操作准确、动作稳妥，避免损伤患者肢体。②清洗患肢。拆除外固定器材后，用温水洗去患肢的皮屑和污垢。如皮肤有压伤，要给予消毒包扎处理。③指导患者正确进行患肢功能恢复训练。④需再行石膏固定术的患者，应安置适当体位，并嘱其不要随意活动，等待固定。

7.手术室

骨科有些小手术可在门诊手术室进行，如皮肤裂伤清创缝合术、屈指肌腱腱鞘狭窄松解术、螺钉取出术、钢针拔出术等。骨科门诊手术室应配备手术台、器械台、无影灯、吸引装置、供氧装置、抢救车、紫外线消毒灯等设施。其护理工作如下。

(1)手术室管理:①保持室内整洁、安静,物品摆放合理。严格划分无菌区、清洁区和污染区,并做出明显标记。②每天紫外线照射消毒1小时,并用消毒液擦拭工作台面1次。每月进行1次空气细菌培养,空气中杂菌含量每立方米不得超过200个。③各种消毒液定期更换,保持有效浓度。④无菌物品专柜存放,并标明灭菌日期。每天检查无菌物品,如超过有效期,应重新灭菌处理。⑤各种药品分类放置,标签清楚,经常检查,及时清除过期变质药品。⑥每天检查室内设备、器械,发现损坏,及时维修或更换,保证其完好状态。及时请领补充各种卫生材料。⑦根据预约情况,备好次天手术包。⑧平时备有急诊包。

(2)手术配合:①术前认真核对患者姓名、性别、年龄、手术名称、手术部位、皮试结果等。②协助患者摆好体位,检查手术区皮肤准备情况。同时开导患者消除紧张情绪。③密切观察患者一切情况,若发现异常,立即报告医师采取措施。④做好巡回工作,及时供应术中用物,并做好记录,台上、台下认真核对。

(3)手术后处置:①护送患者到观察室休息。②清理手术用物。布巾类送洗,一次性纸巾类和敷料类送入焚烧炉焚烧。金属器械消毒、洗净、擦干、上油备用。③消毒手术室地面和工作台面,紫外线消毒空气。

8.观察室

骨科门诊观察室是门诊手术后患者和整复固定后患者暂时停留观察的场所。观察室设有病床数张(按照门诊接诊量多少而定),并备有相应的床上用物。观察室护理工作如下。

(1)接待暂留观察患者,了解病情,安置患者于适当体位。

(2)手术患者需观察伤口渗血情况及患肢末梢血液循环、运动和感觉情况,酌情测量血压、脉搏、呼吸。30～60分钟无异常即可离院。

(3)闭合骨折整复后小夹板固定患者需观察患肢末梢血液循环、感觉和运动情况。一般观察30分钟,无异常即可离院。

(4)石膏固定患者需安放适当体位,石膏凝固前不可随意搬动。注意观察肢体温度、末梢血液循环、感觉和运动情况,并要观察患者有无石膏过敏现象。一般观察30～60分钟无异常即可离院。

(5)全麻下整复的患者,除观察患肢情况外,还要严密观察血压、脉搏和呼吸情况,保持呼吸道通畅,直至患者清醒。查无异常方可离院。

(6)患者离院前,给予必要的指导,使患者离院后能正确观察伤口和肢体情况,避免意外发生。对整复固定患者,可发1份《骨折整复患者须知》,其内容如下:①整复后,患肢应适当抬高,以利肿胀消退。②小夹板固定后,要严密观察肢端颜色、温度、感觉和运动情况。若夹板逐渐变紧,患肢剧烈疼痛或者麻木,应立即到医院诊察。正常情况下,整复后第3天到医院复查,以后每周复查1次。③石膏固定后,要注意防止石膏变形。卧床时,石膏凹部要垫起,避免石膏发生断裂。石膏固定3～5天内,要严密观察肢端颜色、温度、感觉和运动情况,若肢体肿胀严重、患肢剧烈疼痛或者麻木,应立即到医院诊察。若石膏内局部压痛明显,亦应到医院诊察。正常情况下,每周复查1次。④根据医护人员的指导,积极进行患肢功能锻炼。⑤加强营养,适当休息,以利康复。

(7)整理观察床,清洁、消毒污染被褥,保持室内整洁。

第二节　肛肠外科门诊

一、门诊护理工作常规

(一)检查室护理

(1)做好开诊前的准备工作,检查所需物品、纸张、器械是否齐全完好,放置在固定位置。

(2)保持诊室环境清洁、舒适、安静,室内空气新鲜,可根据病症性质,将室温保持在18～26 ℃,适宜检查。

(3)热情接待患者,耐心解答患者提出的问题,满足患者合理需求。

(4)维持候诊秩序,做好肛肠科分诊工作,根据病种、病情安排候诊,护送患者到达候诊区,观察患者肛肠部位有无出血脱出,以及出血与大便的关系,发现异常,及时报告医师,配合优先处理。

(5)保持室内一医一患,必要时留一陪护者。

(6)协助医师完成各项检查,根据病情测量生命体征,记录在门诊病历本上。

(7)严格执行消毒隔离制度,诊室应配备流动水洗手设施或快速手消毒剂。

(二)治疗室护理

(1)保持室内清洁整齐,物品、器械固定放置,定期进行彻底的清洁整顿及空气消毒。

（2）及时完成各项治疗，如灌肠、直肠给药等，应用多种不同方式（如电视、录像、板报、折页、电子屏等）做好就诊患者及家属对肛肠疾病的健康宣教，加强情志护理，使之对疾病、检查、治疗、护理措施等知识有一定了解，积极配合治疗。

（3）督促保洁员做好垃圾分类处理，防止交叉感染。

（4）做好肛肠科门诊诊室物品的清点、报废、请领、保管工作。

（三）门诊手术室的护理

（1）术前1天了解门诊手术预约情况、手术名称，并准备手术物品。

（2）按照手术患者预约的顺序安排手术，临时增加手术请医师联系护士长。

（3）规范执行手术安全核查制度，手术患者和就诊卡及手术通知单要一致，实施三方核对并记录。

（4）规范文明用语，保护患者隐私，体现人文关怀。

（5）做好手术患者的监护，密切关注手术进展，配合手术。

（6）协助手术医师摆放手术体位，做好手术患者的坠床、烫伤等风险评估，并有针对性地采取预防措施。

（7）根据医嘱建立静脉通路，认真执行手术中安全用药制度。出现局麻药中毒反应时，按照应急流程汇报、抢救。

（8）规范设备使用：术前检查各仪器设备性能处于备用状态；术中遵循操作规程安全使用；术后做好整理并记录。

（9）规范执行清点制度，严防异物遗留在患者体腔或组织内。

（10）监督手术人员进行无菌操作。

（11）严格执行门禁及参观制度，注意手术间安静、整洁、有序。

（12）手术标本留取后，患者在门诊清点单上签字确认，送往门诊病理科窗口。

（13）每天整理手术间，检查手术器械消毒有效期并补充所需手术包、耗材、药品，督促值班护士更换手术床被服。每月最后一个工作日检查耗材和药品有效期。

（14）术后用物进行分类处置，手术器械做好初步清洁；特殊感染手术所用物品，按照感染手术术后处置流程处理。

（15）按照实施手术进行手术收费，术后做好各类登记工作，每月第一个工作日统计手术量并汇总报给科室文员。

（四）换药室护理

（1）保持室内清洁整齐，物品、器械固定放置，定期进行彻底的清洁整顿及空气消毒。

（2）换药室内可进行感染创口的敷料更换、脓肿穿刺抽脓及表浅脓肿的切开引流等。遇有铜绿假单胞菌等特殊感染的患者应实行隔离，用过的敷料、器械应另行灭菌或焚烧等处理。

（3）治疗室内可进行无菌创口的拆线、封闭治疗、无菌病变及关节腔的穿刺注射等，应严格遵守无菌操作技术规程。

（4）换药室与治疗室内的敷料及器械不得混用。

（5）按无菌操作原则，分别处理无菌创口与感染创口。无菌器械及污染器械必须严格分开放置，并明确标记，以免混用。

二、门诊手术患者的护理

（一）术前护理

（1）肛肠患者术前普遍存在恐惧心理，害怕术中或术后疼痛、出血，担心术后大便失禁或排便困难，术前应做好解释，消除患者顾虑。

（2）询问既往史及药物过敏史。

（3）术前一般不禁食，术前一天晚餐及当天早餐应为半流质饮食，术前 2 小时应限制饮水，忌空腹手术，以防术中虚脱。

（4）肠道准备：目前肛肠疾病多采用开放性术式，术后第 2 天起可照常大便，因此，术前不需清洁灌肠，但术前常使用 2 枚开塞露塞肛，以防手术当天排便造成大出血。

（5）皮肤准备：术前 1 天剃去患者肛周及会阴部的毛发，嘱患者用肥皂清洁肛周及会阴部皮肤，以利于手术时皮肤消毒和切口处理。

（6）术前测血压、做皮试，术前 10 分钟按医嘱给患者肌内注射苯巴比妥0.1 g。

（7）进入手术室前，应让患者排空小便，以防术后膀胱过早膨胀而造成尿潴留。

（二）术后护理

术后护理直接关系到手术成败，不宜忽视，术后护理包括饮食调节、大便调理、伤口处理及术后并发症处理。

1.饮食调节

指导患者做好饮食调节，如术后忌食辛、热、燥、辣食物，忌烟酒，宜食清淡之品。术后当天，小便未通畅前应限制饮水，小便通畅后可给流质饮食，如蛋清、藕粉糊等。术后第2~4天,宜半流质饮食,可适当食用水果,如香蕉、梨等,多喝蔬菜汤;术后第7天改为普食,宜多食用含纤维素多的食物,以防大便秘结;术后第10天起,可恢复正常饮食,并适当补充营养,以利于伤口愈合。

2.术后大便调理

手术当天应禁止排便,以防大出血;术后第2天尽量不排便,若患者需排便,便后应仔细观察伤口出血情况;术后第3天起可正常排便,且尽量保持大便通畅,若大便秘结,应适当使用润肠通便药,如润肠丸、通泰胶囊等。

(三)健康指导

随着社会的发展,人们的生活水平不断提高,人们对健康的需求也日益增加,已不仅仅满足于有病治病,更需要得到疾病的预防、护理、康复促进、保健指导等方面的服务。护理的对象已从患病的人扩展到健康的人,从个体扩展到群体,护理的任务也从疾病的护理扩展到从疾病到健康的全过程的护理,因此,开展健康教育成为护理工作的重点。

(1)居室保持安静、清洁、空气新鲜,患者保持情绪稳定、心情舒畅、愉快,避免急躁、忧虑心情,注意休息,养成定时排便习惯,保持大便通畅。

(2)饮食:宜食清淡、富于营养、易消化之品,多食蔬菜、水果、蜂蜜等,忌烟、酒、葱、蒜、辣等刺激之品。

(3)注意生活起居,勿做重体力劳动,避免久坐、久蹲、久站等不良刺激。

(4)平时注意肛门部卫生,大便后用温开水坐浴,常洗澡,勤换内裤、内衣,避免肛门部感染及肠道病发生。

(5)平时保持大便通畅,大便秘结时勿用力努挣,应给予润肠通便剂,如麻仁丸或开塞露等帮助通便,大便后清洗肛门,用干净柔软的纸巾擦拭肛门。

三、特殊传染病患者的护理

(一)艾滋病患者合并肛周脓肿的护理

肛周脓肿是一种常见的肛门直肠疾病,是直肠肛管周围软组织内或其周围间隙发生的急性化脓性感染,并形成脓肿。脓肿是肛管直肠周围炎症的急性期表现,局部表现以红、肿、热、痛为主要症状。艾滋病是由人类免疫缺陷病毒感染所致的慢性传染病,合并肛周脓肿的患者病程较长,且治疗过程中,既要治疗肛周脓肿引发的感染,又要防止被外界感染。

1.护理评估

(1)患者的饮食、排便习惯及诱发因素。

（2）肛周症状及伴随症状。

（3）直肠检查结果、感染情况。

（4）心理-社会状况。

2.护理措施

（1）心理护理：自卑心理是患者最大的心理障碍，认为自身对朋友及家人造成了威胁，影响了家人的生活，害怕家人的冷落、漠视。表现为孤单、寂寞、少言寡语，服用抗病毒药物有一定不良反应，患者难以忍受，易怒，情绪波动大。护理时应尊重患者，保护患者隐私，固定1名年资较高、经验丰富的护士与患者进行沟通，沟通过程中对患者的需求了然于心，做出情感回应，使患者感受到被理解、被接受和被尊重。

（2）疼痛护理：患者术前肛周脓肿表现为持续性的胀痛，平卧时以患者自己感到舒适为宜，术后采取去枕平卧6小时，术后第1天鼓励患者下床活动，休息时以俯卧位或侧卧位为好，保持舒适的体位。

（3）伤口护理：每天在患者大便后进行伤口换药，初期脓液较多时，用过氧化氢溶液或苯扎氯铵溶液进行清洗消毒，包括切口、内口，术后3～4天脓液减少时，用温水进行清洗，始终保持患者切口引流通畅，遵医嘱合理使用抗生素，教会患者便后清洁肛周。

（4）饮食护理：麻醉后6小时给予患者半流质饮食，术后第1天予以普通饮食，嘱患者忌烟酒，勿食用辛辣刺激性食物，多食营养丰富、清淡、少渣、易消化的饮食，多食蔬菜、瓜果，提高机体免疫力，预防便秘。

（5）消毒隔离：加强无菌观念，严格执行消毒隔离制度，病室内有单独的卫生间及洗手装置，摆放免洗手消毒凝胶。体温计、听诊器、血压计专人专用，患者所有的垃圾废物存放在双层黄色垃圾袋中，单独回收焚烧。采血时将采血管做好特殊标记，放入坚固防漏的塑料箱内密封送检。患者做辅助检查、治疗时，护士先打电话通知辅助科室，做好消毒隔离。对出院患者使用的仪器及设备用含有效氯1 000 mg/L的消毒溶液进行消毒。

（6）加强职业防护：对不同年资的护士有针对性地进行职业安全培训，增强防护意识，减少职业暴露。严格执行标准预防操作原则，遵守规范操作流程。严格执行手卫生制度，做好职业防护。

（7）健康宣教：告诫患者保持良好的生活方式，多饮水，每天1 000～1 500 mL。教会患者做提肛运动，保持大便通畅，便时不要过度用力、久蹲，避免复发的高危因素，如肛交。保持生活规律，加强锻炼，增强体质，不宜久站、久坐、久蹲,应注意休息,经常变换体位。告知患者及其家属怎样预防或减少患者机会性感染的方法,如出现机会性感染的临床症状及生命体征或有特殊情况时应及时就诊。鼓励患者对家属和朋友说出自己的病症,有助于患者得到家属、朋友的关心和支持。

(二)梅毒患者合并肛周脓肿的护理

梅毒是由苍白(梅毒)螺旋体引起的慢性、系统性性传播疾病。主要通过性途径传播,梅毒一般分 3 期:一期梅毒、二期梅毒和三期梅毒。一期梅毒属于早期梅毒,对人身体危害较小,且容易治愈;二期梅毒较一期梅毒病情加重,治愈难度也加大;三期梅毒属于晚期梅毒,是最不容易治疗的阶段,病情最重,甚至能够危及生命。一期梅毒是由梅毒螺旋体感染引起的一种慢性全身性性传播疾病,主要通过性交传染。本病表现极为复杂,几乎可侵犯全身各器官,造成多器官的损害。合并肛周脓肿的患者病程较长,且治疗过程中,既要治疗肛周脓肿引发的感染,又要防止被外界感染。

1.护理评估

(1)患者的既往饮食习惯。

(2)主要肛周症状及伴随症状。

(3)直肠检查结果、感染情况。

(4)心理-社会状况。

2.护理措施

参考前文艾滋病患者合并肛周脓肿的护理措施。

第三节　妇产科门诊

一、门诊护理工作常规

(一)妇科门诊工作要求

(1)详细询问病史,了解发病经过及症状。进行妇科检查前,均应排空膀胱(需化验小便者,可安排小便化验后检查)。未婚妇女一般行肛门检查,禁行阴道检查,必要时应征得患者本人及其家属的同意。

（2）男性医师为女性患者进行阴道检查时，必须有一位女性工作人员在场。

（3）月经期不做阴道检查，有原因不明的阴道流血需行阴道检查时，检查前应消毒外阴。每次检查后需更换臀部垫单，防止交叉感染。

（4）白带量多或异常者，应取白带做滴虫及真菌检查。

（5）初诊妇女（未婚者除外）都应做宫颈涂片或刮片防癌普查，如有可疑症状，还应做宫颈活体组织检查。

（6）在门诊进行有关妇科手术时，应严格按无菌操作进行，术前应检查有无发热或感染等手术禁忌证。

（7）危重患者或年老体弱者来门诊时，需提前就诊；诊断不明时，应立即请上级医师复查，必要时紧急会诊；需住院时，由专人护送入院。

（8）需住院治疗的患者，由医师填写住院证，在住院前应完成必要的化验及检查。

（9）开展计划生育的宣传及指导。

（二）产科门诊工作要求

1.产前检查

（1）产前检查时间：确定早孕后，一般应在孕12周内进行妇科检查，如测量血压、血糖、血常规、肝功能、尿常规等，并检查心肺。正常情况下，孕28周以前，每月检查一次，28周以后每2周检查一次，36周以后每周检查一次。如有异常，应增加检查次数。

（2）孕妇保健卡：实行统一的孕妇围生期保健卡。

（3）病史：除询问一般内、外科疾病及手术史、家族史及有无遗传性疾病外，应着重询问产科情况，如月经史、末次月经、预产期、分娩史，有无难产史，并注意本次妊娠情况，如有特殊情况应详细记录。

（4）体格检查：包括全身体检与产科检查。初产妇或有难产史的经产妇，应测量骨盆外径。每次产前检查应测量血压、体重、子宫底高度、腹围、胎位、胎心次数、先露部与骨盆的关系等，以及测定尿蛋白、尿糖等。

（5）初诊完毕：产科怀孕28～37周及38周至住院前分别评分一次。如发现危险因素，应及时评分，并按高危孕妇要求处理或转各专科门诊处理。

（6）孕期指导：定期向孕妇宣传妊娠生理、孕期卫生及临产的征兆等知识，如饮食、休息、衣着，妊娠晚期不能坐浴、忌性交等。结合具体情况做计划生育宣传和指导。

（7）检查预约名单：每次门诊结束时，应检查预约来诊名单，发现未按时来院检查者,根据情况电话通知或进行家访。

（8）产前卡整理:按预产期月份做好产前卡的整理工作。

（9）专人护送临产孕妇。

2.产后检查

产后42天左右,嘱产妇携带婴儿来院检查。

（1）产妇检查:询问产程经过;检查一般情况,如体重、血压、尿蛋白（限于妊娠期高血压疾病）、乳房、乳头、手术瘢痕检查;妇科检查,包括外阴伤口愈合情况、阴道分泌物性状、宫颈有无糜烂、子宫大小及位置,如有异常者,及时给予治疗或矫正;做好计划生育宣教工作,落实避孕措施;宣传婴儿喂养、卫生以及预防接种等知识。

（2）婴儿方面:了解喂养方法及大小便情况;一般情况检查包括体重、营养发育、皮肤、反射、五官（注意舌系带有无过短）;检查心肺、脐带、臀部。

二、妇科检查

(一)概述

妇科疾患与全身营养和健康、内分泌疾患关系密切,因此,也需要了解内分泌腺,如甲状腺、肾上腺的功能,注意乳房发育情况及有无体态异常（如肥胖、消瘦、侏儒等）。

(二)全身体格检查

常规测量体温、脉搏、呼吸、血压、身高、体重,其他检查项目包括患者神志、精神状态、面容、体态、全身发育及毛发分布情况、皮肤、淋巴结、头部器官、颈、乳房、心、肺、肝、脾、脊柱、四肢等。

妇科检查包括腹部检查及盆腔检查。

1.腹部检查

有系统地进行视诊、触诊、叩诊和听诊,注意腹部形状,有无妊娠、肿块或腹水。腹部检查是妇科体格检查的重要部分,应在盆腔检查前进行。

（1）视诊:腹壁有无瘢痕、静脉曲张、妊娠纹、腹壁疝,腹部是否隆起或不对称。

（2）触诊:腹壁厚度,肝、肾有无增大和压痛,其他部位有无压痛、反跳痛或肌紧张;如触到肿块,能否确定其部位、大小、形状、硬度、活动度及表面性状,肿块是否有压痛。

（3）叩诊:鼓音和浊音的分布,有无移动性浊音等。

（4）听诊：如为妊娠，除检查胎位、胎动情况，还应听胎心音（心律和心率）。听诊还要了解肠鸣音。

2.盆腔检查

盆腔检查为妇科所特有，因此，也称为妇科检查。

（1）外阴部检查。

目的：观察外阴发育及阴毛多少和分布情况，有无畸形、水肿、皮炎、溃疡或肿块；皮肤黏膜色泽及质地变化，有无增厚、变薄和萎缩等。

方法：用一手的拇指和示指（戴一次性手套或指套）分开小阴唇，暴露并观察前庭及尿道、阴道开口及处女膜。未婚者处女膜多完整未破，中间有孔，勉强可容示指；已婚者阴道口可容两指通过；经产妇处女膜仅余残痕或会阴有侧切瘢痕。然后再让患者用力向下屏气，观察有无阴道前壁或后壁膨出、子宫脱垂或尿失禁等。

（2）阴道窥器检查。

目的：①检查宫颈。观察宫颈的大小、颜色、外口形状，有无糜烂、撕裂、外翻、腺囊肿、息肉、肿块，宫颈管内有无出血或分泌物，宫颈和宫颈管分泌物涂片和培养的标本均应于此时采集。②检查阴道。观察阴道前、后侧壁黏膜颜色、皱襞多少，有无阴道隔、双阴道等先天畸形或出血、溃疡、肿块等；有无分泌物及分泌物的量、性状、颜色、气味等。白带异常者应做涂片或培养寻找滴虫、念珠菌、淋菌及线索细胞等。

方法：根据需要选择大小合适的窥器。具体操作方法如下：①放置窥器前，先用左手示指和拇指分开双侧小阴唇，暴露阴道口，右手持预先备好的阴道窥器，避开敏感的尿道周围区，直接沿阴道侧后壁缓慢插入阴道内，然后向上向后推进，边推进边将两叶转平，并逐渐张开两叶，直至完全暴露宫颈为止，旋紧窥器侧部螺丝，使窥器固定在阴道内。②如患者阴道壁松弛，宫颈多难以暴露，有可能将窥器两叶前方松弛而鼓出的阴道前、后壁误认为宫颈前后唇。此时应调整窥器中部螺丝，以使其两叶能张开达最大限度，或改换大窥器进行检查。同时还应注意防止窥器两叶顶端直接碰伤宫颈以致宫颈出血。

（3）双合诊：是妇科特有的检查方法，也是盆腔检查中最重要的项目。

目的：扪触阴道、宫颈、子宫、附件，在双手配合下查清子宫的位置、形状、大小、硬度、活动度、性状，有无压痛及其他异常。

方法：检查者戴手套蘸以肥皂水，用示、中两指伸入阴道，另一手放在腹部配合检查。

（4）三合诊：腹部、阴道、直肠联合检查。

目的：弥补双合诊的不足，进一步了解骨盆后部及子宫直肠陷凹，通过三合诊可扪清后倾或后屈子宫的大小，发现子宫后壁、直肠子宫陷凹、宫骶韧带或双侧盆腔后部及直肠周围的病变情况。

方法：检查者一手示指放入阴道，中指放入直肠，另一手在腹部进行检查。

（5）直肠-腹部诊。

目的：临床应用于未婚、阴道闭锁或经期不宜做阴道检查者。

方法：检查者一手示指伸入直肠，另一手在腹部配合检查。

（三）护理配合

1.患者的配合

（1）指导患者检查前排便或排尿，必要时导尿或灌肠后检查。

（2）指导并协助患者上妇科检查台，患者臀部置于台沿，头略抬高，两手平放于身旁，以使腹肌松弛；危重患者不宜搬动时，可在病床上检查。

（3）指导并协助患者脱衣裤（冬天注意调节室温）。

（4）一般患者取膀胱截石位，尿瘘者取膝胸位。

（5）指导患者于检查（三合诊）时，用力向下屏气，使肛门括约肌自动放松，以减轻疼痛和不适。

2.用物准备的配合

用物准备齐全，定位放置，使用中才能得心应手。

（1）设备：诊床、妇科检查台。

（2）器材：应备高压消毒的阴道窥器、手套、宫颈钳、鼠齿钳、子宫探针、宫颈活检钳、子宫内膜吸取器、小刮匙、宫颈刮板、止血钳、剪刀、镊子、导尿管、器械盒及冲洗壶（杯、瓶）、干燥的玻片、标本瓶、血压计、听诊器等。

（3）敷料：棉拭子、棉球、棉签、纱布、甘油纱布、消毒纸垫或布垫、治疗巾、丁字带、绷带等。

（4）药品（外用药）：碘伏、0.05％氯己定、2％汞溴红、75％乙醇、2％硝酸银、10％甲醛、95％乙醇、0.5％普鲁卡因、生理盐水、无菌液状石蜡等。

（5）其他用物：吊桶架、立灯、橡胶单、污物桶、屏风或拉帘、洗手设备等。

3.心理护理的配合

妇科患者的主要特点是所患疾病在生殖系统，害羞心理强；因生殖系统疾病直接关系到婚姻、家庭、生育等，患者思想顾虑多；对妇科疾病知识缺乏了解，表现为迷惘，不知所措。因此，护理人员应热情接待、关心、体贴患者，理解患者的心情,做到语言亲切、解释耐心,主动向患者讲述有关妇科检查的目的、方法、注意事项、检查中的配合等,使患者解除思想顾虑,配合检查;同时如患者紧张、害怕,护理人员还可以抚摸患者,握住她的手并指导患者使用放松技术,如缓慢地深呼吸、全身肌肉放松等。男性医师对未婚者进行检查时,需要有女性医护人员在场,以减轻患者紧张心理和避免发生不必要的误会。

4.一般护理配合

(1)保持检查室清洁整齐,空气流通,光线充足,寒冷季节注意保暖,室温在16~25 ℃。

(2)及时为医师递送检查用的器具、药品、敷料,标本采集后立即送检。

(3)遵医嘱进行注射及更换敷料等。

(4)使用窥器检查,遇冬天气温低时,先将窥器前端置入 40~45 ℃肥皂液中预先加温;如做宫颈刮片或阴道上 1/3 段涂片细胞学检查,则不宜用润滑剂(可用生理盐水润滑),以免影响检查结果。

(5)检查或处理完毕,擦净外阴部,协助患者下检查台并穿好衣裤。

5.注意事项

(1)避免于经期做妇科检查,如因异常出血而必须检查时,检查前应先消毒外阴,严格按照操作规程进行操作,以防发生感染。

(2)对未婚患者禁做双合诊及窥器检查,仅限于用示指放于直肠内行直肠-腹部诊;若确有检查必要时,应先征得其本人及家属同意后,方可将示指缓慢放入阴道扪诊。

6.消毒隔离

(1)每次检查用过的窥器采用消-洗-消程序处理(先浸泡在 1∶200 的 84 消毒液中,30 分钟后取出再清洗,然后高压灭菌备用)。

(2)检查传染病或癌症患者的器具,用后应另行处理(按感染器械处理方法进行浸泡)。

(3)每检查一人,应及时更换置于臀部下面的垫单或纸单,以防交叉感染。

三、妇科特殊检查

(一)基础体温测定

1.概述

基础体温是指每天睡眠 6~8 小时,醒后尚未进行任何活动之前所测得的体温,能反映静息状态下的能量代谢水平。一般月经前半期体温稍低,因雌激素可使血中乙酰胆碱量增加,副交感神经兴奋,血管扩张、散热,故排卵前及排卵时体温更低。排卵后由于孕激素的致热作用,通过中枢神经系统可使基础体温轻度上升,月经来潮前1～2天或月经第一天孕激素下降,体温亦下降。故正常月经周期,如体温呈双相曲线,表示排卵,单相曲线表示无排卵。临床常用此法了解有无排卵及黄体功能状况。

2.护理配合

(1)向患者说明其检查目的、方法、要求,以取得合作。

(2)指导患者每天临睡前将体温计水银柱甩至36℃以下,放于床旁桌或枕下便于取用。

(3)嘱患者清晨睡醒后(未起床、未说话、未做任何活动时),将体温计置于口腔舌下测温5分钟。每天清晨固定时间测量较为准确。

(4)起床后,将所测体温记录于基础体温表上,逐天进行,最后画成曲线。

(5)指导患者将有关性生活、月经期、失眠、感冒等可能影响体温的因素及所用的治疗随时记录在基础体温单上,以便参考。

(6)嘱患者连续测量3个月经周期以上,不要中途停顿,应持之以恒。否则不能准确反映卵巢功能。

(二)宫颈黏液检查

1.概述

子宫颈内膜腺体的分泌功能受卵巢激素影响。因此,宫颈黏液在量、性状(主要是黏稠度)及结晶类型方面,随着月经周期发生变化,观察这些变化,可以了解卵巢功能。在雌激素影响下,宫颈黏液含水量增加,排卵期宫颈黏液清澈透明,延展性增高,黏液拉丝可长达10 cm;在孕激素影响下,宫颈黏液黏稠混浊,延展性降低,拉丝长度仅为1～2 cm。临床上据此鉴别闭经原因及判断有无排卵,了解卵巢功能。

2.方法

放入窥器,用灭菌、干燥的长吸管或注射器,从子宫颈内吸取黏液,置于玻片上,用另一玻片蘸取黏液,拉成丝状,观察其最大长度。然后涂抹于玻片上,干燥后镜检,观察有无羊齿叶状结晶及结晶程度。

3.黏液结晶判断标准

(1)典型羊齿叶状结晶,主枝粗硬,分枝密而长,表示雌激素"＋＋＋＋"。

(2)弯曲而较粗的羊齿叶状结晶,似树枝着雪后,分枝少而短,表示雌激素"＋＋＋"。

（3）干枝细小结晶，分枝少，金鱼草样者，表示雌激素"＋＋"。

（4）结晶呈枝杆细小而稀疏，比较模糊，背景黑，主枝及分枝皆清晰，表示雌激素"＋"。

（5）结晶主要为椭圆体或梭状体，长轴顺一个方向排列，比中性粒细胞大2～3倍，表示雌激素存在。

4.护理配合

（1）用物准备：窥器、手套、注射器、长吸管、玻片、镊子、棉球。

（2）患者准备：指导患者根据月经周期决定检查日期，并于检查日早晨做好检查前准备，如排便或导尿，外阴擦洗。

5.护理指导

（1）向患者解释其检查目的，解除其紧张、害羞心理，使其主动配合。

（2）注意屏风遮挡或拉门帘。

（3）告诉患者检查后应注意局部卫生，尤其是患有宫颈糜烂时，可能有出血。

（4）检查完毕，严格执行用物的隔离消毒。

（三）激素测定

1.概述

妇科常以雌激素试验、孕激素试验、促性腺激素刺激试验和垂体兴奋试验的联合应用，来检查下丘脑-垂体-卵巢轴的病变部位。临床上常用于闭经的诊断。

2.方法

（1）孕激素刺激试验：用孕激素如黄体酮每天1次，10 mg肌内注射，连续注射5天；或用甲羟孕酮每天1次，口服10 mg，连续口服5天，用药后2～7天内观察有无撤退出血。有阴道流血者为阳性，表示生殖道发育正常，雌激素分泌正常，子宫内膜功能正常，为第1度闭经（下丘脑性闭经）；无阴道流血者为阴性，不能排除子宫及生殖道异常。

（2）雌、孕激素刺激试验：对孕激素刺激试验阴性者施行。先用雌激素，如己烯雌酚，口服1 mg，每天1次，连续服用20天；或用炔雌醇口服0.05 mg，每天1次，连续服用20天，自服药第16天开始加用孕激素（用法用量与前述相同），用药2～7天观察有无撤退出血。阳性者表示患者子宫内膜功能正常，但体内雌激素不足，为第2度闭经；阴性者表示病变在子宫（子宫性闭经）。

（3）促性腺激素试验：对雌、孕激素刺激试验阳性者施行。用尿促性素及绒促性素数天后，检查宫颈黏液量及尿中雌激素总量。如果数值上升并有排卵，则表明卵巢有排卵反应，功能正常；如结果相反，则可判断为卵巢性闭经，应进行卵巢活组织检查。

（4）垂体兴奋试验：即促性腺激素释放激素刺激试验，对促性腺激素刺激试验中有卵巢反应者施行。快速静脉注射戈那瑞林 $100\sim200$ μg，于 15 分钟、30 分钟、45 分钟、60 分钟、120 分钟分别检查血中卵泡刺激素及促黄体生成素含量。迅速上升者，表明垂体功能正常，对外源性黄体生成素释放激素有反应，病变在下丘脑或其以上部位；不上升者，表明病变在垂体。

3.护理配合

向患者说明检查的目的，使之能很好地按要求配合服药或注射，并观察用药后的反应。必要时及时来医院复查。

（四）宫颈活组织检查

1.概述

在宫颈刮片或其他检查可能疑为子宫颈癌时，需取宫颈活组织做病理学检查以确诊恶性肿瘤。宫颈活组织检查是确诊宫颈癌或其他宫颈病变的常用方法。

（1）钳取法：阴道窥器暴露宫颈，用棉签拭去表面的分泌物，用碘伏棉球消毒宫颈后确定活检部位，用乙醇消毒，再用宫颈活组织钳先抵住拟钳取部位，然后钳取，所取组织不宜太少太浅，应含足够间质。局部改变明显者，可用碘试验协助，在不着色区域采取 4～6 点组织，将钳取组织放入盛有 10% 甲醛溶液的瓶内固定，送病理检查。钳取组织后，阴道内可填塞纱布卷或带线的纱布以压迫止血，卷端或线端应露出阴道口，或用胶布固定于一侧大腿内侧，嘱患者 24 小时后自行取出。

（2）锥形切除法：暴露宫颈及消毒方法同钳取法。用宫颈钳夹持宫颈前唇，用刀在宫颈范围内并深入颈管约 2 cm 做锥形切除，残端止血；区分并标记好切除标本之前、后部位，固定后送检；用纱布卷压迫创面止血，如定于次天切除子宫，可将宫颈前、后唇缝合以封闭创面，并用抗生素预防感染。

2.护理配合

（1）用物准备：阴道窥器、宫颈钳、活检钳、小钝刮匙、10% 甲醛溶液、碘伏、纱布条、棉球、镊子。

（2）患者准备：通常于月经干净后一周进行，此时出血量少。

（3）护理指导：向患者或家属说明活检目的、方法和时间，以取得患者合作。解除患者的紧张、害怕心理。操作中注意与患者交谈，分散患者的注意力，减少患者的疼痛感。指导患者术后 24 小时自行取出填塞的纱布卷，并注意观察术后有无出血,必要时立即来医院复查,给予止血等处理。嘱患者术后静养 24 小时,避免劳动和剧烈活动。嘱患者入浴、性生活等按医师指导进行。

3.注意事项

(1)所取组织标本应立即固定,做好标志,填写送检单,避免放置过久发生组织自溶、丢失或混淆。

(2)标本须用 10％甲醛或 95％乙醇溶液固定,溶液应盖过整个标本,立即送检。

(五)诊断性刮宫

1.概述

诊断性刮宫简称诊刮,是诊断宫腔疾病采用的诊断方法之一。其目的是刮取子宫内膜做病理检查,了解子宫内膜的变化是否同月经周期相一致,了解子宫内膜组织是否有其他病变。对老龄期、绝经期、绝经后,甚至青春期患者均是极为重要的诊断方法。常用于诊断月经失调、子宫内膜结核、不孕症、子宫内膜癌等疾病。

2.方法

一般不需麻醉,对敏感者或宫颈内口较紧者,酌情使用镇痛剂、局麻或静脉麻醉。

(1)常规消毒,铺巾,做双合诊,了解子宫大小及方向。用阴道窥器暴露宫颈,清除分泌物,再次消毒宫颈与宫颈管,用宫颈钳固定子宫颈前唇,用子宫探针顺子宫腔深度测宫腔长度。子宫口松者不需扩张,如宫口较紧,用宫颈扩张器扩张至能进入小号刮匙即可。

(2)取盐水纱布一块垫于阴道后穹隆处,用小刮匙按顺序刮取宫腔四周、宫底、两宫角内膜组织,置于纱布上,取纱布上内膜送检。

(3)凡疑有宫颈内病变或子宫腔病变累及颈管时,应做分段诊刮。先刮宫颈管,后刮宫腔,分瓶置刮出物送检。

(4)取出宫颈钳,如有出血,可用纱布压迫止血,详细记录,并告诉患者及时取出纱布。

3.护理配合

(1)用物准备:窥阴器、子宫探针、颈管扩张器、小号刮匙或子宫内膜吸引器、10％甲醛溶液等。

(2)患者准备:排尿后取膀胱截石位。

(3)护理指导:向患者说明检查目的和方法,消除其紧张和顾虑;告诉患者检查后可伴有的症状,如腹痛、有阴道分泌物等。术前采集血标本,定血型,交叉配血;做好静脉输液的准备工作。指导患者于检查后使用卫生垫,如出血多,应及时报告医师,给予处理。嘱患者静养,避免劳动,术后休息 1～3 天。怀疑有子宫穿孔时,一定留诊观察约 48 小时,防止贻误病情;如稍感下腹痛,可遵医嘱使用镇痛药。

(4)预防感染的发生:①术前控制感染;②术中严格无菌操作;③术后遵医嘱使用抗生素。

4.注意事项

(1)如疑为子宫内膜结核,应特别注意在双侧宫角刮取组织,该处阳性率高。

(2)因不孕症进行诊刮,应选择月经前或月经来潮 12 小时内,以便判断有无排卵。术前不可用任何激素性药物。

(3)如患急性生殖道炎症,应在控制感染后再行诊刮。

(4)疑癌变者,若内膜肉眼观察高度疑为癌组织,不必全刮,取内膜活检已足够,防止出血、子宫穿孔、癌组织扩散。

(5)若为双子宫或双角子宫,应将两处的子宫内膜全部刮除,以免漏诊与术后出血。

(6)2 周内禁盆浴及性生活。

(六)阴道分泌物悬滴检查

1.概述

用于检查阴道内有无滴虫或假丝酵母。

2.方法

患者取膀胱截石位,用窥阴器扩张暴露宫颈(未婚者不用),用无菌长棉签取后穹隆少许白带,放入盛有 1 mL 生理盐水的试管内混匀,显微镜下检查,找活动的滴虫。如检查假丝酵母,取玻片滴上 10%氢氧化钠作悬液,染色后镜检,找假丝酵母的孢子和菌丝。

3.护理配合

(1)用物准备:小玻璃试管、清洁干燥玻片、生理盐水、10%氢氧化钠及其他妇科检查用具。

(2)患者准备:排尿后取膀胱截石位。

(3)护理指导:向患者说明检查目的、方法,解除其紧张及思想顾虑,预约复诊日期。教导患者注意局部清洁卫生,如行检查后出现异常情况应及时来院复查。玻片上应写好患者姓名。滴虫离体后易死亡,故需及时送检立即检查。冬天应注意保温,以提高检出率。

(七)脱落细胞检查

1.概述

检查阴道、宫腔脱落细胞可反映体内性激素水平,间接了解卵巢功能及胎盘功能,更可协助诊断生殖系统不同部位的恶性肿瘤及判断治疗效果,而且又是最简便、经济实用的检查方法。

2.方法

(1)阴道涂片:主要目的是了解卵巢功能。常用的标本采取方法包括阴道侧壁采取法和后穹隆吸取法两种。①阴道侧壁采取法:用阴道窥器扩张后,在直视下用刮板或被生理盐水浸湿的棉棒在阴道侧壁上 1/3 处轻轻刮取或蘸取分泌物少许(切勿用力,以免将深层细胞混入),薄而均匀地涂于玻片上,置于 95% 乙醇内固定,以免细胞质变质而染色不良。②后穹隆吸取法:用阴道窥器暴露后穹隆部,捏紧长玻璃吸管的橡皮球(排出气体),送至后穹隆部吸取分泌物,薄而均匀地涂于玻片上。

(2)宫颈刮片:为早期发现宫颈癌的重要方法,简便易行,结果可靠。一般在宫颈癌好发部位即宫颈外口鳞状和柱状上皮交界处,以宫颈外口为圆心,用木制刮片轻轻刮取一周,不要过分用力,以免损伤组织,引起出血。若白带过多,应先用无菌干棉球轻轻拭去,再刮取标本。

(3)宫颈管涂片:绝经后,妇女宫颈的鳞状和柱状上皮交界处上升到宫颈管内。将被生理盐水浸泡过的棉签插入颈管,轻轻旋转 2~3 周后取出做涂片,亦可将附有橡皮球的玻璃吸管插入颈管吸取分泌物做涂片。

(4)宫腔吸取标本:疑有宫腔内恶性病变者,可从宫腔内吸取标本进行检查。先做阴道检查,确定子宫大小及方位。然后严格消毒阴道及宫颈,将塑料管轻轻放入宫底部,上下左右移动吸取标本,但不要超出宫颈内口。取出吸管时,须注意停止抽吸,以免将颈管内容物吸入,造成混淆。

(5)内膜冲洗法:将前端有小孔的套管插入宫腔后,注入生理盐水,然后回收做成涂片。

通过以上各种方法采取标本制成的涂片,常用的是巴氏染色法,该法既可用于检查雌激素水平,又可用于查找癌细胞。

3.护理配合

(1)用物准备:木制刮板、棉棒、橡皮球玻璃吸管、金属吸管、前端有小孔的套管、玻片、窥器、固定溶液、生理盐水及其他妇科检查用具。

（2）患者准备：排尿后取膀胱截石位。

（3）护理指导：①向患者说明检查目的、方法，解除紧张及思想顾虑，预约复诊日期。②教导患者注意局部清洁卫生，如行检查后出现异常情况应及时来院复查。③做涂片检查时，玻片上应写好患者姓名；采自不同部位标本的涂片，要写上编号以便区分。④涂片做成后，立即投入固定液中固定，及时送检。

4.注意事项

嘱患者在检查前 24 小时禁止性生活，禁止阴道灌洗及上药。

（八）输卵管通液检查

1.概述

输卵管通液检查是测定输卵管是否通畅的方法，主要用于了解女性不孕症、患者输卵管是否阻塞，或用于验证为不孕症患者做的输卵管再通术是否成功。由于进行检查时需要加压通液，有可能使原有的轻微粘连的输卵管腔被疏通开，故输卵管通液检查不仅是一种辅助诊断输卵管是否阻塞的方法，在一定程度上又有治疗作用，故临床上较常应用。

2.方法

（1）常规消毒外阴后，铺无菌巾。

（2）双合诊复查子宫位置后，用阴道窥器扩张阴道显露子宫颈，以宫颈钳夹住子宫颈前唇后稍向外牵拉并固定，碘伏消毒子宫颈及阴道穹隆后，将专用于输卵管通液检查的导管顺宫腔方向插入子宫颈管内，必须使导管上的橡皮塞压紧子宫颈外口，防止液体外溢。

（3）接上 20 mL 的注射器（无菌生理盐水内加庆大霉素 8×10^4 U），向宫腔内缓慢注入药液。边注边询问患者的感觉。因正常子宫腔容量仅为 5 mL 左右，若注入药液 5 mL 时患者自述下腹部有明显胀痛感，且操作者感到继续注入药液出现阻力，则应停止再灌注药液。当注射器停止加压后，可见已注入至子宫腔内的液体又逆流至注射器中，则表示双侧输卵管均阻塞；若加压注入药液时感到有一定阻力，但经加压后药液能缓慢注入宫腔，表示输卵管有轻微粘连可能已被分离开；若注入药液时所用的压力并不大，且无任何阻力感觉，患者亦无明显不适感，则表示双侧输卵管均通畅。

（4）检查结果确定后，取出导管，再次用碘伏棉球消毒子宫颈及阴道，取下宫颈钳及阴道窥器。

3.护理配合

（1）用物准备：阴道窥器、输卵管通液装置、20～30 mL 注射器、生理盐水、庆

大霉素 8×10^4 U、棉球、纱布、碘伏。

(2)患者准备:嘱患者排尿,取平卧截石位。

(3)护理指导:①指导患者正确选择检查时间,月经干净后 3～7 天为最佳检查时间,如选择时间过早,易使子宫腔内残存的月经血逆流至腹腔;选择时间过晚,则会因子宫内膜过厚,遮挡输卵管入口,影响液体进入输卵管,而造成结果判断上的错误,易发生子宫内膜出血。②检查中严格无菌操作,术后指导患者遵医嘱使用抗生素预防感染。③对精神紧张者,可于术前 20 分钟注射阿托品0.5 mg,以防术中输卵管痉挛。④通液完毕后,应观察半小时。嘱患者 1 周内禁止性生活。

(九)子宫输卵管碘油造影

1.概述

为诊断某些妇科疾病并了解输卵管是否通畅,由子宫口注入碘造影剂,检查子宫腔、输卵管及骨盆腔的状态。

2.方法

(1)常规消毒外阴、阴道,铺无菌巾。

(2)双合诊明确子宫位置后,用阴道窥器暴露宫颈,用碘伏消毒子宫颈及阴道穹隆部。

(3)用宫颈钳固定宫颈前唇,将子宫颈导管顺子宫腔方向伸入宫颈管,使导管前端圆锥形橡皮头与宫颈紧密相贴,缓慢注入碘化油,压力不宜过大,注入5 mL后摄片一张,24 小时再在该部位摄片一张。使用水溶性造影剂时,30 分钟后摄影。

(4)X 线摄影后,取出用物,消毒后填塞纱布条。

(5)记录宫腔充满时的注入量及左、右输卵管显影时的注入量。

3.护理配合

(1)用物准备:造影剂、气囊、导管、阴道窥器、宫颈钳、子宫探针、注射器、造影剂。

(2)患者准备。①碘过敏试验:油性制剂吸收缓慢,无不良反应。水溶性制剂可引起碘疹、无尿、血尿、休克等急性中毒症状。②检查前禁食,并测量血压、脉搏、体温等,检查前排尿。

(3)护理指导:①指导患者于月经干净后第 3～7 天来院检查。②操作中严格无菌操作,指导患者服用抗生素,预防上行感染及潜在性炎症的恶化。③指导患者取出填塞纱布条的时间(一般于 2～3 小时后)和方法。④嘱患者当天静养,

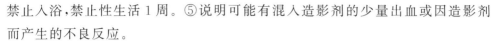

禁止入浴,禁止性生活1周。⑤说明可能有混入造影剂的少量出血或因造影剂而产生的不良反应。

4.注意事项

(1)油性制剂吸收缓慢,因油滴的刺激可发生肉芽肿而形成粘连。注入的量大、压力强时,可发生肺栓塞或脑栓塞。

(2)注碘油时勿用力过大、过速,以防输卵管破裂。术中如发现患者刺激性咳嗽、胸痛等,应立即停止注射,并严密观察。

(3)附件炎、月经期、妊娠、碘过敏者禁用此法。

(十)超声检查

1.概述

超声检查是一种利用向人体内部发射超声波,并观察分析其回声信号所显示的波形(回声图)、图像(声像图)及信号音(多普勒)来检查、诊断盆腔疾病和了解妊娠情况的方法。由于超声波诊断对人体无损,尤其对孕妇与胎儿安全,可以重复检查,诊断也较准确、迅速。

2.方法

妇产科临床上常用的方法及诊断仪有A型超声波诊断仪、B型超声波诊断仪、多普勒超声波诊断仪。

(1)检查前要了解妇科检查,腹部触诊了解病灶的部位、大小及活动度。

(2)腹部表面涂以液状石蜡乳剂,使探头与皮肤很好接触。将探头置于所测部位进行垂直探查或水平探查,根据需要适当移动探头观察并拍片。

3.护理配合

(1)预约:检查日期,做好登记。

(2)患者准备:使用A型超声波诊断仪检查前,应嘱患者排尿后取平卧位;使用B型超声波诊断仪检查时,应嘱患者保持膀胱充盈;早孕、前置胎盘等需膀胱充盈作为透声窗,因此,嘱患者检查前1~2小时不解小便,必要时再饮水500~600 mL。

(3)护理指导:①向患者说明其检查目的。如观察盆腔脏器同膀胱位置的关系,膀胱必须充盈。②有尿意后,进入B超室检查。③检查后,协助擦净腹壁凝胶,嘱患者排尿。

(十一)盆腔动脉造影

1.概述

检查诊断子宫、卵巢的肿瘤及前置胎盘、异位妊娠等。

2.方法

从股动脉插入导管到主动脉分支部(检查恶性卵巢肿瘤可插到肾动脉分支部),注入造影剂后连续摄影,以观察盆腔内动脉的血流状态。

3.护理配合

(1)用物准备:纱布、敷料、血管造影用接头、有齿镊、持针器、注射器、棉球、不锈钢碗、塞氏针、导管、平皿。

(2)患者准备:检查当天禁食、排便、排尿。

(3)护理指导:①将检查目的、方法、注意事项简明易懂地向患者说明,以取得合作。②以腹股沟为中心,剃除下腹部、大腿上部的毛后入浴或擦洗。③填写血管造影检查单,做碘过敏试验。④检查前给予高压盐水灌肠,排便后护送到放射科检查(同时持病历等有关资料)。⑤根据需要协助患者取平卧位。⑥检查完毕后,平车护送患者回病室,检查侧腹股沟,用沙袋压迫固定,髋关节伸直,嘱患者24小时安静卧床,协助患者在床上大小便。⑦连续观察生命体征3～4小时。注意下肢有无麻木感、冷感,皮肤颜色,左、右足背动脉搏动有无不同及有无压痛;穿刺部位有无内、外出血,发现异常应立即通知医师及时处理。⑧如患者无恶心,可于30分钟后饮水,2小时后可进食。⑨遵医嘱使用抗生素预防感染。

四、妇产科内镜检查患者的护理

(一)阴道镜检查

1.概述

阴道镜检查是利用阴道镜将宫颈表面上皮细胞和宫颈阴道部放大10～40倍,观察肉眼看不到的宫颈表面层较微小的病变,因此,可用于发现子宫颈部与癌变有关的异型上皮、异型血管及早期癌变的所在,以便准确地选择可疑部位做活组织检查。对子宫颈癌及癌前病变的早期发现、早期诊断具有一定价值。阴道镜对外阴、阴道部位病变的诊断亦有重要价值。尤其是脱落细胞检查,对肉眼观察难以确定的可疑病变区域及活检部位,可大大提高阳性检出率。

2.适应证

(1)阴道脱落细胞学涂片检查结果在巴氏Ⅲ级以上。

(2)细胞学检查虽是阴性,但肉眼观察到可疑癌变。

（3）长期按宫颈炎治疗，但效果不佳者。

（4）肉眼观察难以确定病变的细微外形结构，需在阴道镜下放大数倍观察病变。

（5）宫颈癌手术前，需在阴道镜下确定病变波及部位，指导手术切除范围。

3.禁忌证

（1）下生殖道有急性、亚急性感染，应查明原因控制炎症后再检查。

（2）下生殖道有伤口或挫伤，待上皮组织修复后再检查。

（3）有活动性出血时，止血后再查。

4.方法

在检查前24小时内，不应有涉及阴道的操作（包括冲洗、检查、性交等）。

（1）用阴道窥器充分暴露子宫颈阴道部（不蘸润滑剂，避免影响观察），生理盐水棉球轻轻拭净宫颈分泌物，不可用力涂搽，以免引起出血，妨碍观察。

（2）调整好阴道镜焦距，先用10倍放大镜观察全貌，然后用3％醋酸棉棒涂子宫口及宫颈阴道部，使柱状上皮与鳞状上皮易于鉴别（如重点观察血管，最好不用醋酸涂抹）。然后用放大20～40倍镜检查上皮及血管。在检查中发现可疑部位即取活组织送病理检查。必要时，安装照相机摄影，然后填塞纱布条，取出窥器。

5.护理配合

（1）用物准备：窥阴器、宫颈钳、活检钳、小钝刮匙、10％甲醛溶液、碘伏、纱布条、棉球、镊子。

（2）患者准备：排尿后取膀胱截石位。

（3）护理指导：①向患者或家属说明活检目的、方法和时间，以取得患者合作。②解除患者的紧张、害怕心理。操作中注意与患者交谈，分散患者的注意力，减少患者的疼痛感。③指导患者术后24小时自行取出填塞的纱布卷，并注意观察术后有无出血，必要时立即来医院复查，给予止血等处理。④嘱患者术后静养24小时，避免劳动和剧烈活动。⑤嘱患者入浴、性生活等按医师指导进行。

6.并发症的护理

（1）预防出血的护理：如术野渗血少于月经量，常规给予纱球或碘仿纱布填塞宫颈止血。术后结痂脱落出血和创面血管活动性出血多于月经量，予收入院后行碘仿纱布填塞压迫创面后止血。

（2）预防感染的护理：操作时应严格无菌操作，器械物品除了绝缘阴道扩张器外，其他均为一次性使用。绝缘阴道扩张器应用环氧乙烷灭菌以防止交叉感染。患急性阴道炎、急性宫颈炎时禁止手术。检查前一晚有过性生活也应暂停手术。术后在手术创面喷洒呋喃西林粉以防感染。告知患者严格执行健康宣教中的内容,以防感染。

7.注意事项

(1)所取组织标本应立即固定,做好标志,填写送检单,避免放置过久发生组织自溶、丢失或混淆。

(2)标本须用10％甲醛或95％乙醇溶液固定,溶液应盖过整个标本,立即送检。

(二)宫腔镜检查

1.概述

宫腔镜检查用于肉眼观察子宫腔,探查原因不明的异常子宫出血,定位和夹取宫腔内异物,检查鉴别宫颈内赘生物的性质,诊断黏膜下肌瘤、子宫内膜息肉,处理残留的胚胎组织、行输卵管黏堵绝育术和直视下输卵管通液及镜检下治疗等,可发挥很好的作用。

2.方法

(1)外阴及阴道常规消毒。

(2)阴道窥器暴露子宫颈,常规消毒后用宫颈钳牵持,探针探查宫腔屈度及深度。

(3)用扩张器扩张子宫口,再以生理盐水冲洗宫腔至冲洗液清亮。继而缓慢滴注葡萄糖液(一般用50～100 mL),待宫腔充分扩展,子宫内壁清晰可见时移动镜管,按顺序检视宫腔内各部,最后检视宫颈管,再徐徐退出镜管。

3.护理配合

(1)用物准备:宫腔镜用2％戊二醛消毒液浸泡30分钟,操作前用生理盐水或蒸馏水冲洗备用。

(2)患者准备:术前排空膀胱,取膀胱截石位。

(3)检查前的准备:应询问病史,重点行腹部检查与妇科检查,常规行宫颈刮片与阴道分泌物检查,决定是否适合行宫腔镜检查。

(4)护理指导:①向患者说明检查目的,解除紧张及思想顾虑,并指导患者于月经干净后5～10天内来院检查,因此期间为子宫内膜增生早期,较薄且不易出血,黏液分泌少,宫腔内病变易显露。②嘱患者于检查后卧床休息1～2小时,注意局部清洁卫生,2周内禁房事。③交代患者于检查后2～7天内可能有少量阴道流血,如出现异常情况及时来院复查。

4.并发症的护理

(1)子宫穿孔:严重的宫腔粘连、瘢痕子宫、子宫过度前倾或后屈、宫颈手术后、萎缩子宫、哺乳期子宫均易发生子宫穿孔,必要时超声监护下行宫腔镜检查。一旦发生穿孔,应停止操作,退出器械,估计穿孔的情况,仔细观察腹痛及阴道流血。

(2)出血:宫腔镜检术后一般有少量的阴道流血,多在一周内干净。宫腔镜手术可因切割过深、宫缩不良或术中止血不彻底导致出血多,可用电凝器止血,也可用 Foley 导管压迫 6～8 小时止血。

(3)感染:术前和术后适当应用抗生素,严格消毒器械,可避免感染的发生。患急性阴道炎、急性宫颈炎时禁止手术。检查前一晚有过性生活也应暂停手术。

(4)膨宫液过度吸收:膨宫液过度吸收是膨宫时常见的并发症,多发生于宫腔镜手术,与膨宫压力过高、子宫内膜损伤面积较大有关,膨宫时维持合适的压力及缩短手术时间可避免。如手术超过 30 分钟,予以呋塞米静脉推注并检测电解质。

5.注意事项

(1)加强消毒隔离措施,严格执行消毒清洗程序(消毒水浸泡→清水冲洗→戊二醛浸泡或高压灭菌),防止用物消毒不严造成盆腔感染。

(2)操作中动作轻、稳、准,防止操作不当造成损伤,如宫颈内口出血、子宫内膜出血、宫颈裂伤或子宫穿孔。

(3)备好急救药,防止扩张宫颈时产生迷走神经反应。

(三)腹腔镜检查

1.概述

腹腔镜检查是将腹腔镜自腹壁脐下插入腹腔内(妇科主要为盆腔),肉眼观察盆腔内脏器,直视病变部位以协助诊断,必要时取活检组织。

2.方法

(1)套管针穿刺:①腹部皮肤常规消毒。脐窝处应反复擦洗,因该部位皮肤薄,以防感染。②麻醉:以往多采用插管吸入麻醉,近年来则采用局麻加静脉麻醉。③在脐轮下(脐下或脐上 1 cm)做一个约 1.5 cm 的小切口,刺入套管后,拔出套管芯,将腹腔镜自套管插入盆腔。

(2)人工气腹:为避免损伤腹腔脏器及便于自腹壁送入腹腔镜与观察,须先行人工气腹。可在局麻下进行,缓慢充气,以 CO_2 最好。注入压力不超过

2.9 kPa(30 cmH$_2$O)，充气总量可达 2 000～3 000 mL。穿刺针暂保留，以便检查中调节气量。

(3)由腔镜观察，随需要移动镜头，寻找发生于子宫、输卵管、卵巢、直肠子宫陷凹或盆腹腔内其他部位的病灶，观察其性状、部位，必要时可嘱台下助手自阴道上推宫颈或移动宫体，或术前自宫颈插入操纵管与宫颈钳固定在一起，术者可自己手持钳柄移动宫体，观察与病灶的关系，借以判断。必要时取活检送病理检查。

(4)检查无出血及脏器损伤，取出腹腔镜。排气后再拔除套管，缝合切口，盖上无菌纱布，胶布固定。

3.护理配合

(1)用物准备：纤维腹腔镜、套管针、活检钳等置于 2％戊二醛溶液中浸泡 30 分钟，使用前取出，生理盐水或蒸馏水冲洗后备用。

(2)患者准备：①嘱患者术前吃少量半流质饮食，当天早晨(午前检查者)或中午(午后检查者)禁饮食；术前晚及早晨行清洁灌肠，冲洗并消毒外阴及阴道，必要时留置导尿管导尿。②嘱其检查时取膀胱截石位，行剖腹探查术时取平卧位。

(3)护理指导：①向患者说明其目的，以解除紧张、恐惧心理。②术后 4 小时内应密切观察脉搏、呼吸、血压，如有异常情况及时报告医师。③告诉患者于检查后有可能出现的问题。如检查后虽排气，仍可能因腹腔残留气体而感肩痛及上腹部不适，不须作处理。如上述症状得不到缓解或症状加重，即来医院复查。

4.并发症的护理

(1)气腹：腹膜外注气是穿刺针没有进入腹腔内进行充气造成的。常发生于腹壁的前方，如皮下、腹膜前、大网膜，也可能由于针进入过深而发生于腹膜后。因此充气前，洗手护士要再次检查气腹针是否有堵塞的情况，应用抽取试验、悬滴法、腹内压读数等方法，确保气腹针顺利到达腹腔。

(2)周围脏器损伤：熟悉解剖结构，动作轻柔，当粘连致密或组织层次不清楚时，最好用锐性而不用钝性剥离。腹腔镜检查前应常规导尿和留置导尿管，术后注意观察患者的尿色、量，避免膀胱损伤。术前灌肠，术后观察患者排气排便情况及腹痛情况，避免胃肠道损伤。

5.注意事项

(1)腹腔镜检查前须行人工气腹，检查时又须取头低臀高体位，如有心肺功能疾患或膈疝，禁行此项检查。

(2)结核性腹膜炎、腹壁广泛粘连及其他原因所致的腹腔粘连，忌行腹腔镜检查，以免造成脏器损伤。

第四节　儿　科　门　诊

一、门诊护理工作常规

(一)新生儿访视

定期对新生儿进行健康检查,宣传科学育儿知识,指导家长做好新生儿喂养、护理措施和疾病预防,并早期发现异常和疾病,及时处理和转诊。降低新生儿患病率和病死率,促使新生儿健康成长。

1.访视次数

(1)访视次数不少于 4 次(生后 3 天、7 天、14 天、28 天)。

(2)发现异常适当增加访视次数,必要时转诊。

2.访视用物准备

秤、75％乙醇、2％碘酒、体温表、消毒敷料、1％甲紫、访视卡、血压计、软尺、小铃、红色绒球棉签。

3.访视内容

(1)初次访视(生后 3 天内):①询问分娩时情况(有无窒息)、出生体重、生后睡眠、哭声、大小便等情况;有无接种疫苗,是否已做新生儿听力筛查。②检查新生儿面色、皮肤有无黄疸。③全面体格检查。④评估喂养方式、吃奶次数、奶量。⑤指导母乳喂养、保暖、皮肤护理、疾病及意外伤害的预防。

(2)第二次访视(生后第 7 天):①观察新生儿一般情况,黄疸情况、脐带有无脱落,脐窝是否正常,新生儿行为检查(觅食、拥抱、握持、肌张力)。②出现生理特点(假月经、乳腺肿大、生理性体重下降)的健康指导。

(3)第三次访视(生后 14 天):①评估生理性黄疸是否消退、生理性体重下降是否恢复,发现异常则帮助寻找原因或指导就医。②测量头围、前后囟,简易测量视力、听力。

(4)第四次访视(生后 28 天):①全面体格检查。②评估体重、身高增长情况。③促进母婴交流的健康指导。

4.注意事项

(1)安排好访视秩序,先访视早产儿和正常新生儿,后访视有感染性疾病的新生儿。

（2）访视人员必须注意清洁卫生，患有感冒及肝炎等急慢性传染病、皮肤感染者等不参与访视。

（3）访视检查时注意保暖、清洁洗手、戴口罩，细心认真、动作轻柔。

(二)一般患儿随访

1.随访时间

原则上出院后第一周进行第一次随访，也可根据病情选择出院后 1 个月内进行第一次随访，之后可按照疾病需要进行定期的随访。

2.随访方式

以电话随访为主，也可使用 QQ 群等网络信息平台。

3.随访内容

（1）评估出院后的治疗效果和恢复情况，确定来院复诊时间。

（2）指导患儿家属出院用药的相关注意事项以及出现病情变化时的急救处理。

（3）根据患儿情况开展与疾病相关的健康宣传教育。

（4）询问对住院期间的科室环境、医护人员服务、医疗效果等方面的意见和建议。

（5）在随访系统中对随访情况进行详细的记录。

4.随访注意事项

（1）随访前通过随访系统查询随访对象的姓名、性别、年龄、联系方式，并了解患儿的疾病诊断、检验结果和治疗情况。

（2）随访时仔细倾听患儿家属的意见，诚恳地接受批评，采纳合理化建议。

（3）对患儿家属的询问和意见，如不能当面回复，应查询清楚后予以反馈。

(三)预诊

（1）在门诊设立一站式服务台，为患儿提供预检分诊服务。门诊预检分诊工作由一站式服务台人员、挂号收费窗口人员以及导诊员负责。

（2）急诊科设立预检分诊处，急诊预检分诊工作由具有在急诊室工作两年以上经验的护士承担，实施 24 小时预检分诊。

（3）所有预检分诊工作人员应熟悉《本院疾病预检分诊标准》，并每年接受培训一次，确保每个就诊患儿符合医院服务内容。

（4）门诊预检分诊人员应按照病情轻重缓急，将患儿分诊到普通门诊或急诊就诊。应为急重症患儿佩戴标识,并及时与急诊科人员联系,必要时护送至急诊科。对于传染病患儿或者疑似传染病者,及时引导到传染病区就诊。

(5)患儿一到医院即应对其进行预检分诊,严格按预检分诊程序熟练、准确地进行分诊,坚持先预检、后挂号。

(6)预检分诊人员做到一问、一看、两指导,即问清楚症状、部位;查看患儿,特别是新生儿;指导就诊科室,指导挂号流程。做到仪表端庄,态度和蔼,有问必答。

(7)遇到不符合本院医疗服务范围的患儿,应给患儿家长提供相应医院的信息。

(8)遇有紧急突发公共卫生事件,有大批患儿来院就诊时,预检分诊护士应立即报告上级领导,启动应急预案。

(四)导诊

(1)工作人员必须佩戴胸牌,做到仪表端庄,衣着整洁。

(2)要热情主动接待患儿,执行首问负责制,使用规范服务用语,礼貌待人、有问必答、百问不厌。

(3)熟悉医院概况和布局,掌握预检分诊标准,指引患儿快捷就诊。

(4)导诊过程中,应注意观察区域内患儿的情况,遇到危急重症患儿,应护送至急诊室就诊。

(5)积极主动地巡视各区域,做好各区域的就医秩序的维持,主动热情地为患儿提供就诊、检查等指导服务。

(6)积极主动为患儿提供便民服务,或主动为行动不便者提供帮助。

(7)遇患儿家属需要投诉或情绪激动者,应主动接待,缓解家属不良情绪,必要时带领其到相关部门解决问题。

二、儿科常见急诊护理

(一)儿科急诊护理常规

(1)急诊一般护理常规:①病室环境清洁、舒适、安静,保持室内空气新鲜。保持室温在18~24 ℃,相对湿度为55%~65%。②根据病种、病情安排就诊的顺序,危重患儿直接送入抢救室,一般患儿按序等候就诊。③准确、及时地处理医嘱,观察治疗效果及药物的不良反应,及时报告医师。④定时巡视病房,观察并记录患儿生命体征、神志、瞳孔、血氧饱和度等变化。⑤根据病情对患儿或家属进行相关健康指导,积极配合治疗。⑥严格执行消毒隔离制度,预防院内交叉感染;做好床单位的终末消毒处理。⑦安全护理,保持各种管道通畅、固定,分别标识注明。对婴幼儿和意识不清、躁动不安的患儿,应避免坠床、擦伤或自伤的发生。

(2)出诊转运:①值班护士在接听呼叫电话时,按照转诊情况登记表询问并填写清楚需接诊患儿情况,并通知出诊的医师、护士、司机。②出诊护士按照对方所提供的病情准备好出诊用物,注意检查用物的完好性。③到达本院后,及时了解患儿诊治情况,对其进行全面评估,协助稳定患儿病情,并与当地医院护士认真交接患儿情况并记录。保证静脉通路的畅通,做好转运准备。④转运途中患儿应顺车体而卧,根据病情采取相应的体位,注意将患儿身体妥善固定于安全位置。⑤做好转运患儿的监护与急救,观察意识状态、瞳孔、末梢循环,监测生命体征。保持患儿呼吸道通畅,保证有效给氧。保持各种管道的通畅。心跳呼吸骤停者按心肺复苏程序进行复苏抢救。⑥做好与家长的沟通,减轻家长的焦虑、恐惧心理。⑦详细记录患儿转运过程中的病情变化。⑧转运回医院后,协助办理住院手续并将患儿护送入相应的病房,与病房护理人员认真交接。⑨出诊后要及时补充急救药品、物品,以保证所有用物处于完好的备用状态。

(3)急诊分诊:①主动热情接待急诊就诊患儿,按病情轻、重、缓、急分别处理。②病情危重者,立即护送到抢救室或监护室抢救,呼叫值班医师和护士参与抢救,并给予必要的抢救措施。③一般急诊患儿,测量并记录其生命体征,指导家长填写好急诊病历本封面,安排患儿到相应诊室就诊。④详细询问患儿流行病学史,仔细排查是否为传染病患儿,如疑有传染病,及时安排到感染科(或隔离诊室)就诊,并做好消毒隔离工作。⑤维持好就诊秩序,向家长做好解释和宣传,做好分诊后患儿的健康教育。⑥做好分诊登记。

(4)急诊抢救:①对危急重症患儿,立即护送到抢救室或监护室抢救,通知有关医师进行紧急处理。在医师到来之前,护士应酌情予以必要的急救处理,如建立静脉通道、吸痰、给氧、人工呼吸、胸外按压等。②抢救过程中执行口头医嘱时,应严格遵守口头医嘱执行制度,抢救完毕,及时将抢救经过详细记录在急诊留观病历本上。③严密观察患儿生命体征和病情变化,15～30 分钟巡视 1 次,按时做好各项记录。④患儿病情稳定后,通知病房做好接诊准备,指导家长办理住院手续,护送患儿至病房,不能立即住院者按急诊留观护理常规护理。⑤为患儿及家长提供有针对性的健康教育和心理护理。⑥抢救药品、器材及时检查、补充,保证随时处于备用状态。

(5)急诊输液:①病室环境清洁、舒适、安静、安全,保持室内空气新鲜。保持室温在 18～24 ℃,相对湿度为 55％～65％。②热情接待输液患儿,根据病情和医嘱合理安排床位和注射顺序。③严格执行查对制度和无菌技术操作规程,核查药物配伍禁忌,根据治疗原则合理安排输液顺序和调节输液速度。④经常巡视病房,及时处理输液故障,观察患儿的病情变化,如有异常,及时报告并处理。⑤患儿输注重点药物时,做好标识、告知、观察和交接班等各项工作。⑥门诊病历和输液执行卡按规定做好记录。⑦做好输液患儿及家长的健康教育和输液指导。⑧长期输液的患儿,注意保护血管,急诊、危重患儿选用静脉留置针输液,以保证输液的通畅。

(6)急诊留观:①按原发病护理常规护理。②热情接待留观患儿,介绍留观须知和病室环境;根据患儿病情、病种合理安排床位。③保持环境安静、整洁,空气新鲜,室内温度 18～24 ℃,相对湿度为 55％～65％。④遵医嘱准确及时地完成各项检查、治疗、护理措施。⑤密切观察患儿病情变化,按要求书写留观病历。⑥做好心理护理,主动与患儿家长沟通,减轻紧张、焦虑情绪,以取得配合。⑦需住院治疗的患儿,指导其办理好住院手续,根据病情护送患儿入病房。⑧保持床单位整洁,患儿离开留观室后,及时做好终末处置。⑨做好留观患儿的随访工作。⑩根据患儿病情做好健康教育。

(二)儿科急诊常见病护理

1.发热

发热为儿科疾病中的常见症状,也是儿科急诊最常见的表现。

(1)病因:①感染性疾病。全身性感染:败血症、传染性单核细胞增多症、播散性念珠菌病。局限性感染:咽后壁脓肿、中耳炎、面部蜂窝织炎、眶周蜂窝织炎、骨髓炎、肝脓肿、膈下脓肿、肾周脓肿。各系统常见感染:上感、肺炎、肺结核、亚急性心内膜炎、感染性腹泻、阑尾炎、尿路感染、化脓性脑膜炎、病毒性脑炎。急性传染病:麻疹、风疹、水痘、猩红热、手足口病、沙门菌属感染、布氏杆菌病、钩端螺旋体病。②非感染性疾病。结缔组织病:川崎病、系统性红斑狼疮、风湿热、类风湿病。肿瘤与血液病:白血病、霍奇金病、组织细胞增生症、恶性肿瘤。组织破坏或坏死:各种严重损伤如大手术后、大面积烧伤、急性溶血性贫血。过敏性疾病:药物热、注射疫苗、血清病、输血及输液后热原反应。体温中枢调节失常:暑热症、颅脑损伤、脑瘤、蛛网膜下腔出血。产热散热失衡:癫痫持续状态、甲状腺功能亢进、鱼鳞病、广泛性瘢痕、先天性汗腺缺乏病。

(2)临床表现。①发热的类型:稽留热、弛张热、间歇热、不规则发热。②注意发病年龄、地区,起病急缓,传染病预防接种史、接触史等。③发热伴随症状与体征:精神萎靡、寒战、咳嗽、腹痛、腹泻、皮疹、淋巴结肿大等。④五官检查及各系统表现。

(3)急诊检查。①实验室检查:血常规、尿常规、大便常规、血沉、免疫学指标。②影像学检查:胸、腹部及其他部位 X 线或 CT 检查,超声检查,心电图检查。③细菌培养:血液、粪便、尿液、脑脊液、胸腔积液、腹水、骨髓、脓液、胆汁、心包液等。④穿刺检查:腰穿、骨穿、胸穿、腹穿。⑤其他检查:活体组织检查,放射性核素的扫描,结核菌素试验。

(4)急诊护理措施。①物理降温:室温保持在 20～22 ℃,减少衣物,避免捂盖,促进散热;温水擦浴、冷盐水灌肠(28～32 ℃,≤6 个月 50 mL,6 个月～1 岁 100 mL,1～2 岁 200 mL,2～3 岁 300 mL,年长儿 300～500 mL),高热患儿应积极行头部物理降温,以降低脑耗氧量,减轻高热对中枢神经系统的损害。②药物降温:无热惊厥史的患儿体温＞38.5 ℃可用药物降温,首选对乙酰氨基酚,不良反应较少,其次可用布洛芬、安乃近制剂。持续超高热、病情危重的患儿,可用冬眠疗法。③积极补充水分、热量及电解质,予以清淡易消化、富含营养的流质或半流质饮食,不能进食者可经静脉补充。④对局灶性感染进行评估和治疗,积极清创、引流、局部用药。⑤化验检查:血、尿、大便常规化验及血培养,及早确诊败血症;根据病情行尿培养、脑脊液、骨髓、胸腔穿刺液、关节腔穿刺液、腹水等化验,X 线、超声、CT 等检查。⑥抗生素治疗:根据病情及化验检查结果选用抗生素。⑦必要时排查免疫缺陷疾病、结缔组织病、恶性肿瘤。

2.小儿腹泻

小儿腹泻也称腹泻病,可根据病因的不同分为感染性和非感染性 2 类,是由多种病原、因素引起的以大便次数增多及大便性状改变为特点的消化道综合征。发病年龄多在 2 岁以下,1 岁以内者约占 50%。在我国,小儿腹泻是仅次于呼吸道感染的第二位常见病和多发病。

(1)病因:婴幼儿的消化系统发育不成熟,胃酸及消化酶的分泌较少,且消化酶的活性较低,所以对食物质和量的较大变化耐受力差,而且小儿生长发育快,所需营养物质又相对较多,造成消化道负担较重。在受到不良因素影响时,易发生消化功能紊乱。由于小儿机体防御能力较差,婴儿血清免疫球蛋白和胃肠道 sIgA 及胃内酸度均较低,故易患肠道感染。另外,人工喂养儿不能从母乳中获得免疫物质,并且食物、食具易被污染,所以肠道感染发生率明显高于母乳喂养儿。

小儿腹泻可由非感染和感染性原因引起。①非感染性原因:饮食不当引起的腹泻是主要因素,多由喂养不定时、量过多或过少以及食物成分不适宜(如过早喂食大量淀粉或脂肪类食物)、突然改变食物品种等因素引起。个别小儿对牛奶或某些食物成分过敏或不耐受也可引起腹泻;双糖酶缺乏,使肠道对糖的消化吸收产生障碍也会发生腹泻。另外,气候突然变化,如腹部受凉使肠蠕动增加、天气过热使消化液分泌减少均易诱发腹泻。②感染性原因。肠道内感染:可由病毒、细菌、真菌及寄生虫等引起,以前两者较多见,尤其是病毒。肠道外感染:患中耳炎、上呼吸道感染、肺炎、泌尿系统感染、皮肤感染等或急性传染病时,由于发热及病原体的毒素作用使消化道功能紊乱而伴有腹泻。有时肠道外感染的病原体也可同时感染肠道(主要是病毒)。

(2)急诊检查。①基本检查:观察大便性状。不带黏液和血的水样腹泻多是由病毒性肠炎或细菌外毒素所致;黏液便和血便则提示肠黏膜受损或由细菌内毒素(沙门菌、致病性大肠埃希菌)所致;显微镜下可见黏液斑或每高倍视野超过5个白细胞提示细菌感染,如志贺菌、耶尔森菌、沙门菌、分枝杆菌、致病性大肠埃希菌感染等。②实验室检查:脱水时需检查血清电解质,重症患儿应同时测尿素氮。白细胞及中性粒细胞计数增多提示细菌感染,降低提示病毒感染。③特殊检查:必要时做大便细菌培养检出致病菌。

(3)急诊护理措施。

调整饮食:限制饮食过严或禁食过久常造成营养不良,并发酸中毒,造成病情迁延不愈而影响生长发育,故腹泻脱水患儿除严重呕吐者需暂禁食4~6小时(不禁水)外,均应继续进食,以缓解病情,缩短病程,促进恢复。腹泻停止后,继续给予营养丰富的饮食,且每天加餐1次,共2周。对少数严重病例口服营养物质不能耐受者,应加强支持疗法,必要时予肠外营养。

纠正水、电解质紊乱及酸碱失衡:①口服补液。腹泻时,用口服补液盐可以预防脱水并纠正轻、中度脱水。有明显腹胀、休克、心功能不全或其他严重并发症的患者及新生儿不宜口服补液。②静脉补液。用于中、重度脱水或吐泻严重、腹胀的患儿。根据不同的脱水程度和性质,结合年龄、营养、自身调节功能状况,决定溶液的成分、容量和滴注持续时间。

控制感染:约70%的患儿表现出病毒及非侵袭性细菌所致的水样腹泻,一般可不用抗生素,但应合理使用液体疗法,选用微生态制剂和黏膜保护剂;其余约占30%的患儿为侵袭性细菌感染所致的黏液、脓血便患者,遵医嘱根据临床特点,结合大便细菌培养和药敏试验结果,选用针对病原菌的抗生素并随时进行调整。避免应用止泻药,同时还应严格执行消毒隔离措施,包括患儿的排泄物、用物及标本的处置;护理患儿前、后须认真洗手,以避免交叉感染。

维持皮肤完整性:婴幼儿应选用柔软布类尿布,勤更换;每次便后用温水清洗臀部并吸干;局部皮肤发红处可涂以 3%～5% 鞣酸软膏或 40% 氧化锌油并按摩片刻,以促进局部血液循环;皮肤局部溃疡可增加暴露或用红外线灯照射,以促进愈合;避免使用不透气塑料布或橡皮布,以防止尿布皮炎发生。因为女婴尿道口接近肛门,所以还需注意会阴部的清洁,以预防上行性尿路感染。注意约束多动的患儿。

严密观察病情:观察排便情况,记录大便的次数、颜色、气味、性状及量,并及时送检;采集标本时,应注意采集黏液脓血部分。做好动态比较,为制订输液方案和治疗提供可靠的依据。监测生命体征,对高热者应给予头部冰敷等物理降温措施,汗多时及时擦干汗液,更换湿衣,做好口腔护理及皮肤护理。密切观察代谢性酸中毒、低钾血症等表现,观察循环情况和严格记录 24 小时液体出入量。

3.小儿腹痛

腹痛是小儿时期常见病症之一,原因多种多样。因小儿不能准确地表达,给诊断与鉴别诊断带来一定的难度。有一小部分属于外科急腹症,一旦误诊,后果严重。

(1)病因:①腹腔内器质性疾病。炎症:如阑尾炎、坏死性小肠炎、胆囊炎、胰腺炎、腹膜炎、肠炎、痢疾、肝炎、肠系膜淋巴结炎、腹腔结核、肝/肾脓肿等。梗阻:如先天性消化道畸形、肠套叠、嵌顿疝、肠梗阻、尿路结石等。溃疡穿孔:如应激性溃疡、胃溃疡、十二指肠溃疡、肠穿孔、脾破裂等。②胃肠功能紊乱。胃肠痉挛可导致婴幼儿阵发性腹痛,饮食不当、气候因素、便秘等均可能引起肠蠕动异常。③腹外疾病伴腹痛。如大叶性肺炎、胸膜炎、过敏性紫癜、腹型癫痫、重症心肌炎、脊柱结核、骨折等。

(2)临床表现。①发病年龄:新生儿期常见先天性消化道畸形、饮食不当;婴儿期多见肠炎、肠套叠;幼儿及儿童以肠炎、消化不良、阑尾炎、肠道寄生虫病、溃疡病多见。②发作情况:起病急、病程短要考虑外科急腹症;起病缓、病程长或呈阵发性腹痛者,多为内科疾病。③腹痛性质:局限而且固定的持续性腹痛,拒按者提示腹腔内炎性疾病;阵发性隐痛且喜按者多为痉挛性疼痛。④腹痛部位:中上腹痛见于急性胃炎、消化性溃疡;右上腹痛见于病毒性肝炎、肝脓肿、胆囊炎;左上腹痛见于急性胰腺炎、脾大;右下腹痛见于急性阑尾炎;左下腹痛见于菌痢便秘;脐部周围疼痛以肠痉挛、肠炎、肠蛔虫症多见;全腹持续痛应考虑腹膜炎。⑤伴随症状:发热提示有炎性疾病;呕吐提示胃炎、梗阻、溃疡病;腹泻依据大便性状判断肠炎、肠套叠等;腹痛伴出血性皮疹考虑过敏性紫癜;腹痛伴尿路刺激征考虑尿路感染或结石。

(3)急诊检查。①一般检查:血常规、尿常规、大便常规,大便培养。②特殊检查:腹部正侧位和卧位X线平片、腹腔及腹内储器超声检查、胃肠钡餐检查、电子胃肠镜检查、腹部CT检查、腹膜穿刺术。

(4)急诊护理措施。①祛除病因:治疗原发病,根据病原菌选择抗生素或抗结核药物,寄生虫感染应用驱虫药物。②对症治疗:内科功能性腹痛可给予解痉止痛剂,消化性溃疡给予制酸药、胃肠黏膜保护剂。③外科急腹症的处理:纠正水、电解质紊乱和休克。止痛剂:诊断明确者可适当应用,诊断不明者慎用,以免掩盖病情。抗感染:选用强有力的抗生素。手术治疗。其他疗法:如肠套叠空气灌肠。

4.急性呼吸衰竭

急性呼吸衰竭是由于各种原因所致的中枢和(或)外周性的呼吸功能障碍,使呼吸系统不能完成机体代谢所需的气体交换,引起动脉血氧分压下降和(或)二氧化碳分压上升,表现为一系列代谢及生理功能紊乱的临床综合征。

(1)病因:①中枢性呼吸衰竭。如颅内感染、出血、肿瘤、损伤、药物中毒及颅内压增高症所致的呼吸中枢受损,即呼吸的驱动障碍,而呼吸器官本身可正常。②周围性呼吸衰竭。呼吸道疾病:急性喉炎、气管和支气管炎、急性会厌炎、急性毛细支气管炎、气管异物、哮喘持续状态、重症肺炎、急性呼吸窘迫综合征等。胸廓及胸腔疾病:气胸、脓胸、血胸等。心血管疾病:心肌炎、先天性心脏病、充血性心力衰竭等。神经-肌肉疾病:多发性神经根炎、脊髓灰质炎等所致的呼吸肌麻痹及重症肌无力等。

小儿以呼吸道疾病多见,其次为神经-肌肉疾病。病因在不同年龄存在较大差异,其中新生儿以肺透明膜病、窒息、缺氧缺血性脑病、吸入性肺炎等多见;2岁以下以支气管肺炎、喉炎、哮喘持续状态、异物吸入等常见;2岁以上以哮喘持续状态、脑炎、多发性神经根炎、溺水等多见。

(2)症状与体征。①呼吸系统:发生呼吸衰竭的早期,小儿常有呼吸窘迫表现,如呼吸增快、鼻翼翕动等。儿童三凹征明显,新生儿出现呼气性呻吟。中枢性呼吸衰竭主要表现为呼吸节律和频率的改变,如快慢、深浅不匀,可呈潮式呼吸、抽泣样呼吸、双吸气等。周围性呼吸衰竭以呼吸困难、呼吸辅助肌呼吸活动为主要表现。②心血管系统:缺氧早期心率加快、心音亢进、心排血量增加、血压上升,晚期出现心率减慢、血压下降、心律失常、脉搏细弱,并可发生心力衰竭、休克。③神经系统:早期兴奋、烦躁,随后转入精神萎靡、反应差、意识障碍,甚至昏迷、惊厥等。④消化系统:严重时可出现消化道出血,肝功能受损可出现转氨酶增高等。⑤其他:缺氧可出现发绀,尿量减少,肾功能不全及代谢紊乱如酸中毒、低钠、高钾血症。

(3)急诊检查:急性呼吸衰竭常用的急诊检查是血气分析。①Ⅰ型呼吸衰竭:即低氧血症,$PaO_2 \leq 6.7$ kPa(50 mmHg),$PaCO_2$正常,见于呼吸衰竭的早期和轻症。②Ⅱ型呼吸衰竭:即低氧血症、高碳酸血症,儿童 $PaO_2 < 8.0$ kPa (60 mmHg),$PaCO_2 \geq 6.7$ kPa(50 mmHg);婴幼儿 $PaO_2 < 6.7$ kPa(50 mmHg),$PaCO_2 \geq 6.7$ kPa(50 mmHg)。

(4)急诊护理措施。

保持呼吸道通畅:清除呼吸道分泌物,翻身、叩背、雾化、吸痰,吸痰一次的时间不超过 10 秒。遵医嘱应用支气管扩张剂和地塞米松,以解除支气管和黏膜水肿。

给氧:有自主呼吸者采用鼻导管、面罩或头罩给氧,头罩给氧的氧流量> 4 L/min。呼吸浅弱、暂停或紧急复苏时,可用皮囊加压给氧。呼吸窘迫综合征可用呼吸道持续正压给氧。缺氧的严重程度无改善,应考虑改用呼吸机给氧。给氧原则以能缓解缺氧,而不抑制颈动脉和主动脉体化学感受器对低氧血症的敏感性为宜,即维持 PaO_2 在 8.7~11.3 kPa(65~85 mmHg)之间。

气管插管的指征:①呼吸困难加重,呼吸频率减慢,婴儿<15 次/分,儿童<10 次/分。②吸入纯氧,$PaO_2 < 6.7$ kPa(50 mmHg)。③中枢性呼吸衰竭,凡呼吸节律不齐、深浅快慢不等、反复呼吸暂停等即可插管。

建立静脉通路:适当补液,维持水、电解质平衡,补液量控制在 60~80 mL/(kg·d),婴幼儿 40~60 mL/kg。并发脑水肿者 30~60 mL/(kg·d),且边补水边脱水,常用甘露醇 0.25~0.5 g/kg 静脉滴注,每天 3~4 次。

纠正酸中毒及电解质紊乱:单纯呼吸性酸中毒改善通气即可纠正,合并代谢性酸中毒且 pH<7.2,碱剩余为 -8 mmol/L 以上时,可用碳酸氢钠纠正,并应在有效的通气下使用。

维持心、脑、肺、肾功能:呼吸衰竭伴严重心力衰竭时应给强心剂,如毒毛花苷 K,宜小剂量分次缓慢给予;血管活性药物的应用可改善全身多脏器功能,主要选择酚妥拉明或东莨菪碱;并发脑水肿时,常用 20%甘露醇;利尿剂的应用可防治肺水肿的发生,常用呋塞米;肾上腺皮质激素的应用可增加应激功能,减少炎症渗出,解除支气管痉挛,改善通气;降低颅内压,减轻脑水肿;稳定细胞膜和

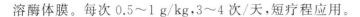

溶酶体膜。每次 0.5～1 g/kg,3～4 次/天,短疗程应用。

　　5.感染性休克

　　感染性休克是由各种致病菌及其毒素侵入人体后引起的微循环障碍,组织细胞血液灌注不足,导致重要生命器官急性功能不全的临床综合征。常发生在中毒性菌痢、暴发性流脑、出血性坏死性肠炎、败血症、重症肺炎及胆道感染等急性感染性疾病的基础上,临床上以面色苍白、四肢厥冷、皮肤发花、尿量减少、血压下降为主要表现。这是儿科常见的危重病症之一。

　　(1)病因:多种病原微生物均可引起,但临床上以革兰氏阴性杆菌多见,如大肠埃希菌、痢疾志贺菌、铜绿假单胞菌、脑膜炎奈瑟菌等。其次为金黄色葡萄球菌、溶血性链球菌、肺炎链球菌等革兰氏阳性球菌。近年来不少条件致病菌,如克雷伯杆菌、沙门菌、变形杆菌及一些厌氧菌等所致的感染也有上升趋势。

　　(2)症状及体征:①面色苍白或口唇、指(趾)发绀,皮肤发花。②手足发凉,毛细血管再充盈时间延长。③脉搏细速,血压下降甚至测不到,脉压缩小。④尿量减少。⑤神志模糊,表情淡漠或昏迷。⑥呼吸增快,重型呼吸深长、浅慢,节律不整。

　　(3)实验室检查:①血、尿、大便常规及细菌培养,绝大多数感染性休克的外周血白细胞计数显著增高,中性粒细胞占绝对优势,伴核左移,常有中毒颗粒。结合病情送血液、体液细菌培养,以求得病原学诊断。早期尿浓缩,晚期肾衰竭时比重下降,出现尿蛋白,镜检可见管型及红细胞。②血气分析,早期有代谢性酸中毒,pH 及碱储备降低,晚期动脉血氧下降,血乳酸值升高。③出现弥散性血管内凝血时,血小板计数减少,常降至 100×10^9/L 以下,呈进行性下降;出血时间和凝血时间延长,在高凝状态时,出血时间可缩短;凝血酶原时间延长 3 秒(出生 4 天内>20 秒),纤维蛋白原减少,<1.6 g/L 有意义。

　　(4)急诊护理措施:小儿感染性休克病情十分危重,变化迅速,一经诊断,必须就地全力抢救,严禁长途转送。感染性休克的治疗应是综合性的。综合性疗法包括:①扩充血容量及纠正酸中毒;②使用血管活性药物;③强心;④控制感染;⑤抗介质治疗;⑥维护重要脏器功能;⑦氧疗;⑧支持营养。

　　按病情的轻重缓急将以上措施合理安排,有机结合起来。①先扩充血容量,纠正酸中毒和使用血管活性药物。②其次是控制感染和使用肾上腺皮质激素。可在扩容和应用血管活性药物之后开始应用。在强有力抗生素的保证下,酌情使用肾上腺皮质激素。③病原菌未明,使用广谱抗生素,一般首选第三代头孢菌素;病原菌明确,按药敏试验选用。

（5）预防和治疗并发症，防治弥散性血管内凝血。

6.急性颅内压增高

正常情况下颅内压保持相对恒定，当脑脊液压力超过 1.8 kPa（180 mmH$_2$O）为颅内高压。颅内高压分为急性和慢性两类，机体对颅压增高的代偿有限，急性颅内高压常伴脑水肿、颅内血液循环及脑脊液循环障碍，三者相互影响造成恶性循环。当压力极高时可形成脑疝，压迫脑干而危及生命。

（1）病因：①颅内、颅外感染使脑组织体积增大，如各种脑膜炎、脑炎、颅内寄生虫、中毒性痢疾、败血症等。②颅内占位性病变使颅内容物体积增大，如外伤、颅内出血所致硬膜下或硬膜外血肿、神经胶质瘤等。③脑脊液循环障碍使脑脊液量增加、脑积水，如脑外伤、先天性颅脑畸形等导致脑脊液过多或循环受阻。④脑缺血缺氧，如窒息、溺水、一氧化碳中毒、休克和癫痫持续状态等。

（2）临床表现：①颅内高压症表现。头痛：为弥漫性，初为阵发性，后为持续性，早起时重，当咳嗽、大便用力或改变头位时，可使头痛加重。婴幼儿有尖声啼哭或拍打头部、激惹、烦躁等表现，新生儿表现为睁眼不睡和尖叫。呕吐：常呈喷射状，无恶心，与饮食无关。开始早起时重，以后可不定时，呕吐可减轻头痛。意识障碍：表情淡漠、嗜睡或躁动，进一步发生昏迷。头部体征：婴儿可见前囟紧张隆起，骨缝分离。眼部体征：可有复视、落日眼、视物模糊，甚至失明等。眼底多有双侧视盘水肿，但婴儿期前囟未闭不一定发生。急性颅压增高时，眼底检查仅见视神经边缘模糊、小动脉痉挛及小静脉淤滞。脑疝形成前，有瞳孔大小变化及边缘不整现象。肌张力增高及抽搐。生命体征改变：急性颅压增高时，一般血压（收缩压）先升高，继而心率变慢，呼吸节律改变（周期性、潮式呼吸或过度呼吸现象）。生命体征改变乃因脑干受压所致。若不及时治疗，颅内压将继续上升发生脑疝。②脑疝表现。小脑幕切迹疝（颞叶沟回疝）：表现为意识突然丧失。双侧瞳孔大小不等，患侧瞳孔先缩小后扩大，对光反射消失，眼睑下垂，小脑幕切迹受压迫时，可出现颈项强直，晚期可见呼吸节律变慢、不整。枕骨大孔疝（小脑扁桃体疝）：表现为颈项强直、后枕疼痛，反复出现角弓反张、呕吐、意识不清，瞳孔先对称性缩小后扩大，中枢性呼吸衰竭发展迅速，呼吸慢而不规则，心率先增快后变慢，血压先升高后下降，也可表现为呼吸、心搏骤停。

（3）辅助检查。①腰椎穿刺脑脊液压力测定及检查有助于出血、感染的诊断，颅内高压者做腰穿时应警惕枕骨大孔疝的发生，操作者必须十分谨慎，用最小号腰穿针进行，腰穿时需有他人观察患者情况。腰穿前先建立静脉通路，必要时可用甘露醇 0.25～0.59 g/kg，静脉推注，半小时后再行腰椎穿刺。②有条件时,神经外科医师应做颅骨钻孔,放置螺旋插头做颅内压力监测。③眼底检查。④其他辅助检查:包括头颅 X 线片、CT、B 超、脑电图、磁共振、脑动脉造影等。

(4)鉴别诊断。①偏头痛:头痛呈周期性,常为跳痛性质,先有闪光暗点、幻视或眼花等,剧烈时可出现呕吐,吐后头痛可缓解,偶而可有脑神经麻痹体征。但本病的病期较长,每次持续数小时至数天,不发时无头痛,检查无眼底水肿,腰穿压力正常。②视神经炎:可有头痛、视盘充血、水肿,但早期即有显著视力下降,腰穿压力正常。③神经官能症:常诉头痛,有时有恶心、呕吐,但一般病史较长,而且尚有头昏、失眠、记忆力下降、注意力不集中等神经官能症状,且无视盘水肿。

(5)急诊护理措施。

液体疗法:遵循量出为入、边补边脱、入量应略少于出量的原则,维持正常血压及中心静脉压,维持尿量在 0.5~1 mL/(kg·h),维持正常血清电解质及渗透压。

降低颅内压:①首选甘露醇 0.25~1 g/kg,静脉滴注,30 分钟内输入,每 4~6 小时 1 次。②呋塞米 0.5~1 mg/kg,静脉滴注,每 6 小时 1 次,减少总体液量、静脉内容量及脑脊液的产生。③地塞米松 1 mg/kg,静脉滴注,每 6 小时 1 次,主要用于外科性损伤或肿瘤组织周围的脑水肿。

减少脑血流量:在应用肌肉松弛剂潘克罗宁或苯巴比妥时行机械通气,通过提高呼吸频率,将 $PaCO_2$ 保持在 3.3~4.0 kPa(25~30 mmHg),通过减少脑血流量降低颅内压,避免 $PaCO_2 < 2.7$ kPa(20 mmHg)。因为此时颅内灌注可减少 60%,造成脑组织缺氧。对于严重脑水肿,伴有发热、躁动、抽搐者,可采用冬眠低温或冬眠与头颈部局部低温(冰帽或冰袋)合用,以降低颅内压、减轻脑水肿,并提高脑组织对缺氧的耐受性。

维持脑的代谢功能:①吸氧,维持 $PaO_2 > 12.0$ kPa(90 mmHg)。②体温 > 38 ℃,予物理或药物降温。③抽搐者及时止痉。④维持正常血压。

7.小儿惊厥

惊厥是指神经细胞异常放电,引起全身或局部骨骼肌群发生不自主的强直性或痉挛性收缩,常伴意识障碍。惊厥是儿科常见的急症之一,多见于婴幼儿。

(1)病因:①感染性疾病。颅内感染:细菌、病毒、原虫、寄生虫引起的脑膜炎、脑炎、脑脓肿等。颅外感染:热性惊厥(儿科最常见的急性惊厥);中毒性脑病,如中毒性菌痢、伤寒、重症肺炎、败血症等;其他,如破伤风。②非感染性疾病。颅内疾病:原发癫痫;颅内占位性疾病,肿瘤、囊肿、血肿等;颅脑损伤,产伤、缺血缺氧性脑病、颅内出血等;颅脑畸形,脑血管畸形、脑积水、脑发育不良等。

颅外疾病:维生素缺乏,维生素 D 缺乏性手足抽搐症等;水、电解质紊乱,低血钙、低血钠、低血糖等;脑缺氧缺血,心、肺、肾功能紊乱引起缺氧、缺血、高血压脑病;各种中毒,药物、植物、农药、杀鼠药等;先天性代谢性疾病,苯丙酮尿症、脂质累积症、半乳糖血症等。

(2)临床表现:意识突然丧失,同时急骤发生全身性或局部性、强直性或阵挛性面部、四肢肌肉抽搐,多伴有双眼上翻、凝视或斜视。由于喉痉挛、气道不畅,可有屏气甚至青紫。部分小儿大、小便失禁。发作时间可由数秒至数分钟,严重者反复多次发作,甚至呈持续状态。发作停止后多入睡。新生儿可表现为轻微的局限性抽搐,如凝视、眼球偏斜、眼睑颤动、面肌抽搐、呼吸暂停等,由于幅度轻微,易被忽视。

(3)辅助检查:根据不同疾病及病情,需做血常规、尿常规、便常规、生化检查以及脑脊液检查。必要时可做眼底检查、脑电图、心电图、B 超、CT、MRI 等检查。

(4)急诊护理措施。①预防窒息:惊厥发作时,应立即就地抢救,让患儿平卧,解开衣领,头偏向一侧,头下枕柔软的物品。保持呼吸道通畅,清除患儿口鼻腔分泌物和呕吐物。另外,将舌轻轻向外牵拉,防止舌后坠阻塞呼吸道造成呼吸不畅。按医嘱给予抗惊厥药物,观察并记录患儿用药效果。也可针刺人中、合谷等穴位止惊。惊厥较重或时间较长者给予吸氧。②预防外伤:惊厥发作时,将纱布等柔软物品放在患儿手中和腋下,以免皮肤摩擦受损。另外,已出牙患儿上、下臼齿之间应放置牙垫或纱布包裹的压舌板,防止舌咬伤;牙关紧闭时,不可强行用力撬开,防止损伤牙齿。床边放置床挡,防止坠床,同时在栏杆处放置棉垫,并将床上硬物移开,以免造成损伤。勿强力按压或牵拉患儿肢体,避免骨折或脱臼。专人守护,以防惊厥发作时受伤。③密切观察病情,预防脑水肿:保持安静,避免患儿受到声、光等刺激。密切监测生命体征、意识以及瞳孔变化。出现脑水肿早期症状,应及时通知医师处理。

第五节　眼　科　门　诊

一、门诊护理工作常规

(一)预检分诊

预检分诊工作由临床经验丰富的护士担任。护士应主动热情接待来院就诊的患者,对初诊患者要简单扼要询问病史,观察病情后做出判断,给予合理的分诊指导,做到先预检分诊,后挂号与就诊。眼科门诊患者挂号后要先检查视力再安排候诊与就诊。如患者视力差,要协助患者填写病历卡或门诊病历上的姓名、性别、年龄、职业、住址、电话等。指导患者到视力检查室检查视力。凡属急诊病例,应马上安排就诊,如化学伤患者应立即到治疗室做初步处理。

(二)视力检查

视力检查是检查中心视力,了解双眼视功能的方法之一,在眼病的诊断和处理上都有着重要的意义。因此,初诊患者首先由护士进行视力检查。护士进行此项检查前,必须向患者耐心说明,尤其采用 2.5 m 平面反光镜法时,更需解释清楚,便于患者合作,使检查准确迅速。检查完毕,把患者的视力分左、右眼准确地记录在病历本上。在检查视力的同时,应进行初步预诊,如属急诊病例,应按急诊处理,以免延误病情。

(三)开诊前的准备工作

开诊前,护士应做好一切诊疗器械和物品的准备工作,检查和补充诊室、暗室、治疗室的药品、用物。按挂号指定时间排列好病历,指导门诊患者按顺序来候诊室就座。候诊室和诊室是患者比较集中的地方,由于往来活动频繁,吵嚷声音也较大,往往影响医护人员的工作。为了保证诊室的安静,使医师集中精力进行检查和诊治工作,并缩短候诊时间,护士需经常注意维持诊室及候诊室的秩序,防止拥挤及争先恐后现象的发生,按挂号顺序和病情的轻、重、缓、急安排患者就诊,并指导患者就诊后需要办理特殊检查、治疗、取药、交费、化验等手续。巡视诊室、协助医师向患者做必要的解释工作。对行动不便、年老体弱、啼哭的小儿等患者,可酌情先安排就诊。

(四)服务台工作

有的患者需要做进一步的特殊检查,有的需要行手术治疗或住院治疗,服务台负责安排以上各项的预约登记工作及答复、解释患者有关的询问。门诊服务台的护士应按病情的轻、重、缓、急合理安排住院床位的登记,通知患者入院,介绍办理入院的准备事项,以及办理门诊手术和特殊检查的预约。

(五)治疗室工作

门诊治疗室应根据医嘱进行眼科各种医疗护理技术操作,包括测量眼压、眼部冲洗、泪道冲洗、泪道探通、结膜下注射、球后注射、角膜异物剔除、麦粒肿切开排脓、电解倒睫等。治疗室护士应按就诊顺序先后有秩序地工作,必须严格执行三查七对制度,并向患者做必要的治疗前解释工作,以取得患者合作。治疗中必须注意患者的病情有无特殊变化,有时在治疗后需要留患者观察一些时间,以防发生意外情况。治疗或检查后应由护士在病历上详细记录结果并签名,送交医师再诊,向患者交代复诊或再次治疗时间以及注意事项。每次治疗操作完毕后应洗净双手,防止交叉感染。

(六)换药室工作

门诊换药室为门诊手术患者术后换药的地方,因此,要求医护人员有严格的无菌观念。换药室的护士应按无菌操作规程进行操作,防止伤口感染。换药时应该协助医师详细询问患者术后情况,细致观察术后反应及术后效果并做好记录。换药后向患者交代下次换药及复诊时间和注意事项。

二、眼科常见急诊护理

(一)急性眼眶部炎症

1.急性泪囊炎

本病常发生在慢性泪囊炎基础上,也可以因无泪道阻塞史而突然发生。临床上大多为鼻泪管下端阻塞,泪囊内有分泌物潴留,葡萄球菌或肺炎双球菌等致病微生物感染而引起急性泪囊炎。

(1)病情观察与判断:①泪囊部高度红肿、发热、剧痛和压痛。②严重者患侧耳前及颌下淋巴结肿痛,体温升高。③泪囊部脓肿自行破溃后,可形成囊瘘。④轻压泪囊部可见脓液由泪小点回流(不宜重压,以免感染扩散)。

(2)治疗原则:①炎症早期,应用抗生素控制感染,常用青霉素 $8×10^5$ U,链霉素 0.5 g,肌内注射,各为每天 2 次,或庆大霉素 $8×10^4$ U,肌内注射,每天 2 次。②患处湿热敷,每天 2～4 次,每次 15～30 分钟。③泪囊部脓肿形成后,必要时应在脓头处沿皮纹切开排脓,并放置橡皮引流条,至脓液引流干净后拔出。④对于反复发作的急性泪囊炎或瘘管形成不愈者,应在炎症静止期将泪囊及瘘管摘除,可在切除瘘管的同时行泪囊鼻腔吻合术。

2.眼眶蜂窝织炎

眼眶蜂窝织炎为一种相当严重的眼眶部急性炎症,常累及整个眼眶内软组织,不仅并发症多,危害性也相当大。

(1)病情观察与判断:①起病急,来势较凶,主要表现为局部显著疼痛及眶内软组织肿胀,眼睑皮肤高度红肿。②眼球突出,眼运动障碍而呈现固视状态。同时伴有球结膜水肿,常突出于睑裂之外,睑裂增大,眼睑不能闭合,视力严重受损。③除局部症状之外,全身症状也相当明显,如头痛、恶心、呕吐、脑神经症状及体温上升等。

(2)治疗原则:①抗感染,早期全身性应用大剂量抗生素,亦可应用广谱抗生素,必要时加用皮质激素控制感染。②脓肿形成后,选择距脓肿最近的皮肤切开排脓,并放引流条。③预防并发症,保护角膜。早期请有关科室会诊,如神经内科,以及早发现海绵窦血栓及化脓性脑膜炎,共同抢救其生命。④支持疗法,让患者卧床休息,多饮水。早做全身性检查及细菌培养、药敏试验,警惕真菌感染的可能。

3.海绵窦栓塞

海绵窦栓塞为一种极严重的眼眶深部或颅底部急性炎症性病变,如处置不及时或不当,常可导致生命危险。

(1)病情观察与判断:①面部或邻近组织有急性化脓性感染史。②迅速发展的眼部红肿,眼球突出,眼球运动障碍。③眶尖部炎症引起的神经征。

(2)治疗原则:①组织急救,一旦明确诊断,立即请神经内、外科和耳鼻喉科会诊,制订急救措施。②抗炎症,用大剂量抗生素,应以静脉滴注为主,如氨苄青霉素等,同时给予皮质激素以增加抗感染的效果。③加强病程监护,观察病情的发展,直至患者脱离危险才能转为一般治疗。

(二)急性眼睑炎症

1.眼睑丹毒

丹毒系由链球菌感染所致的皮肤和皮下组织的急性炎症。眼睑丹毒大多从颜面部蔓延而来,可因眼睑皮肤擦伤及小伤口感染链球菌而引起,其中以 A 族溶血性链球菌感染为常见。

(1)病情观察与判断:①局部烧灼感、剧烈疼痛及压痛、肿胀、质硬,有时伴小疱。眼睑因肿胀而不能睁眼。②耳前及颌下淋巴结肿大。发病时往往有寒战、高热,白细胞及中性粒细胞计数增多。③严重者皮肤渐呈暗红色,最终大部分形成坏疽,且往往蔓延至深部,甚至形成脓性眶蜂窝织炎、视神经炎及海绵窦血栓,以致发生脑膜炎而致命。

(2)治疗原则:①早期应用抗生素,直至病愈为止。同时注射多价链球菌血清或抗丹毒疫苗。若出现神志昏迷、谵妄,可加用紫雪丹吞服。②患处可选用1%利凡诺、30%黄柏或50%硫酸镁温盐水热敷,每天 4～6 次,每次 30 分钟,并涂红霉素或制霉菌素眼膏。③旋转磁疗对患处红肿的消退也有效。

2.眼睑带状疱疹

眼睑带状疱疹系由疱疹病毒感染所致,多发生于老年人及体弱者。

(1)病情观察与判断:起病急,上、下眼睑均可发生,以下眼睑较为常见。典型表现为眼睑红肿,眼睑或睑缘部出现成簇的透明小水疱,互相融合变成一片多房性水疱。早期疱内液发黄,随后吸收干燥成为黄痂。病程为6～8天,部分病例可合并眼睑球结膜充血及角膜炎、虹膜睫状体炎等。

(2)治疗原则:①尽早使用抗毒素药。35%～40%疱疹净或二甲基氧化硫棉片患处湿敷,连用3～4天。1%阿糖胞苷膏涂眼睑皮肤,每天2～3次。0.5%三氮唑核苷溶液患处湿敷,每天1～2次。病情较重者可给阿昔洛韦口服或静脉滴注。②病情严重者可予丙种球蛋白或干扰素肌内注射。对皮肤丘疹、水疱及红斑可用炉甘石洗剂止痒。

3.急性睑腺炎

急性睑腺炎亦称为麦粒肿,系化脓性细菌(如葡萄球菌)侵入睑内的腺体而引起的一种急性炎症,有内、外睑腺炎之分。外睑腺炎为蔡氏腺(Zeis腺)的急性化脓性炎症,俗称"针眼"。内睑腺炎为睑板腺急性化脓性炎症。

(1)病情观察与判断:①睑皮肤呈局限性红、肿、热、痛,近睑缘部出现硬结和压痛,球结膜水肿。②3～5天后形成脓肿,出现黄色脓头,可自行穿破皮肤,排出脓液,然后红肿迅速消退,症状缓解。发生在睫毛根部皮脂腺者,表现在睑结膜面,称内睑腺炎。③重者伴有耳前、颌下淋巴结肿大及压痛、畏寒、发热等。

(2)治疗原则:①早期患眼湿热敷,每次3分钟,每天3～4次。局部滴抗生素(如庆大霉素、氯霉素等)眼液或涂眼膏。②病情较重者,可予抗生素(如头孢氨苄等)口服或肌内注射。③脓肿形成后,切开排脓,外睑腺炎切口应与睑缘平行,内睑腺炎切口应与睑缘垂直。④严禁挤压,以免引起炎症扩散。

(三)急性结膜炎症

1.急性卡他性结膜炎

急性卡他性结膜炎为较常见的流行病,属急性细菌性结膜炎中的一种。一年四季均可发生,以夏秋季多见,可以散发,也可以成群发生,具有传染性。

(1)病情观察与判断:①起病急,常在感染后数小时至1天内发病。单眼或双眼同时发病。②眼部有异物感、烧灼感,刺痛或畏光。分泌物多,先为黏液性,后呈脓性。睡眠后分泌物常将睫毛粘住,而使眼睑难以张开。③结膜充血,球结膜及眼睑水肿。除上述症状外,常有结膜下点状出血,渗出物可形成假膜。整个病程为5～10天。

(2)治疗原则:①清除结膜囊内的分泌物,用生理盐水冲洗结膜囊。畏光者可戴太阳镜。②患眼频滴抗生素眼液,如0.5%庆大霉素、0.25%氯霉素、0.1%利福平或氯地眼液,每0.5~1小时1次。临睡前局部涂四环素可的松眼膏或0.5%红霉素眼膏。症状消退后,巩固治疗2~3天。

(3)护理重点:①控制传染途径,患者用过的一切物品都应每天煮沸消毒30分钟以上,并在太阳下晒干。②患者的一切日常用品应与正常人分开,他人勿用患者的洗脸用品。③禁止患者进入游泳池或公共浴池。④禁止热敷和包扎。

2.流行性急性结膜炎

流行性急性结膜炎也称为"红眼病",多发生于夏秋季节,由病毒引起,传染性极强,常呈暴发性流行。由于常伴结膜充血,故也称流行性出血性结膜炎。

(1)病情观察与判断:①起病急,感染后2~24小时发病,在一个家庭或集体内暴发性流行。②临床症状较其他结膜炎要重,起初为一只眼,很快传至另一只眼。眼睑明显红肿,眼睑球结膜充血,分泌物多呈黏液水样,也可呈肉汤样,这是结膜下出血的缘故,严重病例结膜下大片出血。可见耳前淋巴结肿大和疼痛。③常有怕光、流泪及异物感,角膜上皮点状浸润。病程多为7~10天,角膜荧光素染色着色者,病程较长。

(2)治疗原则:①抗病毒治疗。可用0.1%阿昔洛韦眼液滴眼,每半小时或1小时1次,睡前涂3%阿昔洛韦眼膏,亦可选用其他抗病毒眼膏。②预防继发性感染。选用抗生素眼液如0.25%氯霉素眼液,与抗病毒眼液联合应用。

(3)护理重点:同急性卡他性结膜炎。

(四)急性视力下降

1.急性视网膜坏死

急性视网膜坏死也曾被命名为桐泽型葡萄膜炎,临床上比较少见,主要以广泛性急性眼球血管膜炎症、视网膜动脉周围炎和视网膜坏死为临床特征。

(1)病情观察与判断:①起病急,病程进展较有规律,可发生于任何年龄。②眼眶周围疼痛,有弥漫性巩膜浅层充血及虹膜睫状体炎,睫状充血,角膜后有细小灰白色沉着物或羊脂状沉着物。数天后,常发生视力减退,玻璃体炎性混浊,视网膜动脉炎及坏死性网膜炎。若视盘发炎,则视力会突然下降。③后期出现视网膜脱离。葡萄膜炎及视网膜炎发生在2~3个月内,尤其炎症高峰时可发生渗出性视网膜脱离,视网膜周边部出现多处裂孔。④荧光素眼底造影视盘可呈强荧光,视网膜动脉渗漏,小动脉、毛细血管及小静脉闭塞,有时见脉络膜呈不规则斑片状渗出。

(2)治疗原则:①用阿昔洛韦 1 500 mg/(m²·d),静脉注射,每天 3 次。γ-干扰素肌内注射,每周 2～3 次。②给予抗凝剂预防视网膜动脉阻塞,首选肝素,治疗 10～15 天。③当视网膜炎开始消退时,可用地塞米松 2.5～5 mg 结膜下注射,每天或隔天 1 次,地塞米松 10～15 mg,静脉滴注,每天 1 次(10 天为 1 疗程),以减少玻璃体炎症反应。④待炎症控制后,对视网膜脱离者施行手术。

2.视神经炎

视神经炎的受累部位可在眼内段或眶内段前端。其病因同球后视神经炎。

(1)病情观察与判断:①视力急剧减退,数天内可完全失明,多为单侧,偶为双侧。视力若完全丧失,则表现为瞳孔散大,直接对光反射消失,间接对光反射存在。如果视力部分存在,则瞳孔对光反射迟钝或有不持久现象(即瞳孔震颤)。②眼底检查可见急性期视盘充血、肿胀、边缘模糊,继而发展为视盘水肿、神经纤维间浆液性或成形性渗出。③视野检查出现中心暗点,生理盲点扩大,也可以出现象限性视野缺损。

(2)治疗原则:①抗感染,大剂量的青霉素静脉滴注,局部可用 0.25%氯霉素眼液滴眼。②地塞米松 5～15 mg 溶于 5%葡萄糖溶液 500～1 000 mL 中静脉滴注,每天 1 次。地塞米松 5 mg 球后注射,必要时酌情隔天或每周 1 次。③应用妥拉苏林、类酸、山莨菪碱及丹参等血管扩张药,除全身性应用外,亦可予妥拉苏林 25 mg 球后注射。

3.前房出血

外伤或血液性疾病及血管病变引起虹膜、睫状体血管破裂,血液流入房水中而形成混浊,房水弥漫性变红或出现血液平面,即称为前房出血或前房积血。

(1)病情观察与判断:①有眼外伤史,尤其眼球挫伤或眼部手术史。②眼球刺痛,视力下降。③前房内出现积血液平面。出血量与受挫伤的程度有关,常分为三级:一级前房积血,积血液平面低于前房的 1/3;二级前房积血,积血液平面占前房的 1/3～1/2;三级前房积血,积血液平面超过前房 1/2。④部分病例可伴随眼压升高。

(2)治疗原则:①双眼包扎,取半卧位休息,其目的是防止眼球运动,降低眶内静脉压,以促进血液吸收,防止再出血。②止血。常用止血敏 500 mg 肌内注射,每天 1 次,也可口服云南白药 0.5 g,每天 2 次。③50%葡萄糖溶液 40 mL 与维生素 C 500 mg 静脉注射,每天 1 次,对促进前房积血的吸收有较好的效果。④前房积血持续 3～5 天无吸收好转者或前房积血量超过前房的 1/2 者,可行手术治疗,迅速排出前房积血,减少并发症的发生。

4.视网膜脱离

视网膜神经上皮层与色素上皮层之间存在一个由胚胎发育而来的潜在性间隙,视网膜脱离是指视网膜内外两层由于种种原因发生分离,多见于高度近视。

(1)病情观察与判断:①眼前突然有飘浮物或黑点、火花与闪光等感觉,这与玻璃体混浊及视细胞受机械性刺激有关。视物变形或有水波样幻觉。与视网膜脱离部分相应的视野发生缺损,自觉黑幕遮挡一方视野,且逐渐加重。脱离累及黄斑区时,视功能严重丧失。②查眼底可见玻璃体混浊,脱离的视网膜呈灰色隆起,其上血管变暗且随着视网膜的起伏呈波纹状弯曲,在视网膜周边部常可发现视网膜裂孔。

(2)治疗原则:①卧床安静休息,限制剧烈活动及大声谈笑。②患眼滴散瞳剂,如5%新福林眼液,每天1次,1%阿托品眼液,每天3次。③手术治疗。

5.急性球后视神经炎

炎症开始于球后视神经段,眼底看不到明显变化的为球后视神经炎。若及时治疗,多可恢复一定视力,甚至视力完全恢复正常。否则,常导致视神经萎缩。

(1)病情观察与判断:①视力急剧下降,可在数小时或数天内成为全盲。②眼球转动和受压时有牵引性疼痛,急性期眼底大致正常。③视野检查出现中心暗点、环中心暗点或哑铃状暗点。严重者中央视野可完全丧失。④视力完全丧失,瞳孔直接对光反射减弱。

(2)治疗原则:①对可疑病灶及其病因进行相应治疗。②应用大量皮质激素类药物,如地塞米松5～15 mg溶于5%葡萄糖溶液500～1 000 mL中,静脉滴注。地塞米松5 mg,球后注射。③应用妥拉苏林、烟酸、山莨菪碱及丹参等血管扩张药,除全身性应用外,亦可予妥拉苏林25 mg球后注射。④应用足量的维生素,补充大量的B族维生素。

6.视网膜中央静脉阻塞

视网膜中央静脉阻塞为一种急性血液回流受阻性病变,多由视网膜中央静脉的主干或分支的血栓引起。其临床特征为视网膜血流淤滞,导致出血、渗出与水肿,出现急性视力下降。

(1)病情观察与判断:①急性视力下降,大多数病例为较严重的视力下降。②有全身性血管病变,如高血压、动脉硬化、糖尿病及眼部外伤等。③眼底检查存在视神经盘淤血、水肿,视网膜静脉迂曲扩张,广泛性视网膜出血及水肿。

(2)治疗原则:①应用抗凝剂,以消除静脉内血栓梗阻。常用肝素1×10^4 U,

深部肌内注射,每 8～12 小时 1 次;球结膜下注射,375 U/mL,每天 1 次,每次 0.5 mL。用药期间,每天复查凝血时间,以免引起颅内及肠道内出血。②口服维生素 C 0.2～0.5 g、路丁 40 mg。妥拉苏林 25 mg 患眼球后注射,每天或隔天 1 次。丹参或丹川碘注射液 2 mL 肌内注射,每天 1～2 次,10 天为 1 个疗程。③激光治疗,用激光治疗视网膜静脉分支阻塞,以减少视网膜出血及促进水肿吸收。

7.视网膜中央动脉阻塞

视网膜中央动脉阻塞为一种严重的急性视网膜缺血性病变。由于动脉痉挛、血栓形成或脂肪栓子、细菌栓子、空气栓子、肿瘤栓子、心瓣膜上赘生物脱落或其他原因,视网膜中央动脉发生阻塞。视网膜中央动脉一旦阻塞,视网膜立即缺氧、变性,甚至坏死,可导致视功能严重损害。

(1)病情观察与判断:本病发病急,多见于单眼,偶可见于双眼。其特点如下:①视力突然下降,甚至无光感。②患眼瞳孔散大,直接对光反射消失。③视盘色泽苍白。④若系视网膜中央动脉分支阻塞,可有相应的视野缺损。⑤视盘色调变淡,视网膜呈广泛性白色水肿,有棉絮状渗出斑,动脉、静脉均变细。黄斑部出现特性的樱桃红区,或出现舌状红色区域。

(2)治疗原则:①立即吸入亚硝酸异戊酯 0.2 mL,舌下含化硝酸甘油 0.3～0.6 mg。②盐酸妥拉苏林 12.5～25 mg,患眼球后注射。③盐酸罂粟碱 30～120 mg,静脉缓慢推注或肌内注射、静脉滴注。④反复间歇按摩患眼,以使视网膜动脉扩张,利于栓子向前移行。⑤95% O_2 与 5% CO_2 混合后吸入,每次 10 分钟,每 4 小时 1 次,48 小时后停止吸入。⑥10% 低分子右旋糖酐溶液500 mL,加入丹参注射液 30～40 mL 或 10% 川芎注射液 30～40 mL,静脉滴注,每天 1 次,10 次为 1 个疗程。⑦高压氧治疗,每天 1 次,10 次为 1 个疗程。⑧口服烟酸 100 mg、维生素 C 500 mg、B 族维生素 20 mg 及维生素 E 100 mg,每天 3 次。

8.急性虹膜睫状体炎

急性虹膜睫状体炎是因免疫反应、微生物感染或外伤所致,亦称为前葡萄膜炎。

(1)病情观察与判断:①发病急。眼痛、睫状部压痛及反射性畏光,严重者伴同侧头痛。视力减退。②睫状充血或混合充血,色调暗红。睫状体表面明显压痛,患者往往拒绝按压眼球。③角膜后沉着物为灰白色小点或呈白色羊脂状,呈尖向上、底向下的三角形排列。有时前房可见絮状渗出物。④虹膜纹理不清,光泽消失。瞳孔缩小,对光反射迟钝或消失,虹膜粘连。

(2)治疗原则:①立即用 1% 阿托品液滴患眼,每天 2~3 次;或用阿托品眼膏涂眼,每天 2 次。若对阿托品过敏可改用 0.5% 东莨菪碱液滴眼,每天 3 次。如果用上述药无效,可用散瞳合剂 0.2~0.3 mL 做球结膜下注射,凡有严重心血管疾病者忌用。②0.5% 可的松或氯地眼液滴眼,每天 4~6 次;临睡前涂四环素可的松眼膏。地塞米松 2.5 mg,球结膜下注射,隔天 1 次。③患眼可行湿热敷,每次 30 分钟,每天 2~4 次。

9.急性闭角青光眼

虹膜周边部堵塞前房角,房水的外流途径被阻断,导致眼压急骤升高及相应的临床征象,称为急性闭角青光眼。

(1)病情观察及判断:①本病多见于情绪易波动的中年及老年人,女性多于男性;常有家族史;多为双侧性,可先后发病。②急性发作前常感头及眶周胀痛,恶心、呕吐,虹视、雾视及视力急剧下降,严重者视力降至眼前指数或仅存光感。③眼压骤然升高,常>6.7 kPa(50 mmHg),个别患者可>10.7 kPa(80 mmHg)。眼球坚硬如石。④角膜水肿,呈雾状混浊。眼睑及球结膜水肿,睫状充血,巩膜表面血管怒张。⑤前房浅,前房角闭锁。虹膜充血、水肿。房水混浊,严重者前房可有积血。瞳孔散大,对光反射消失。⑥可见视盘充血及边界模糊,视网膜中央动脉搏动及中央静脉曲张。

(2)治疗原则:本病属危急症。应立即缩小瞳孔,使前房角开放,降低眼压,解除症状,以保护视功能。待眼压降至正常及症状缓解后择期手术。①缩瞳。立即用 1%~2% 毛果云香碱眼液滴眼,每 5~10 分钟 1 次,连续 1~3 小时,并用 0.5% 噻吗洛尔眼液滴眼,每天 2 次。待瞳孔缩小或眼压恢复正常后,1%~2% 毛果云香碱眼液改为每 1~2 小时滴眼 1 次。②抑制房水产生,使房水量减少,从而降低眼压力。口服醋氮酰胺 250 mg 或双氯非那胺 50 mg,首次加倍,6 小时 1 次,同时口服氯化钾 250 mg,6 小时 1 次。快速静脉滴注 20% 甘露醇溶液 2~4 g/kg,1 次输入 500 mL,30~45 分钟滴完。经上述治疗后眼压仍高,可口服 50% 甘油生理盐水 23 mL/kg,每天 2 次。

(3)护理重点:①安慰患者,讲明疾病与情绪的关系,生活上关心照顾,设法解除患者的忧虑、恐惧和担忧。②密切观察眼压的变化,发现异常及时报告医师。③在用药过程中应密切注意不同药物反应。严禁缩瞳药与阿托品混放,切不可用错药,按时清点药物,确保抢救及时。

(五)眼外伤

眼外伤可分为机械性和非机械性两类。机械性眼外伤系指固体物刺入眼部组织或高压液体或气流造成的眼外伤。由于损伤情况不同,机械性眼外伤又分为挫伤或穿通伤。非机械性眼外伤系指眼化学伤、烫伤、热灼伤和辐射伤,多由职业原因所引起,故又称职业性眼病。

1.角膜异物

细小碎屑刺入并存留于角膜称为角膜异物。角膜受伤后大多有明显的痛感,且会使角膜透明度减低、弯曲度失常或感染,故应及时治疗。

(1)病情观察与判断:大多数异物存留在角膜浅层,亦可刺入角膜深层。异物可为1个、数个或众多。其症状为眼异物感、刺痛、眼睑痉挛、畏光及流泪。异物遮挡瞳孔可引起视力障碍。含铁异物常引起角膜浸润及其周围锈坏。烧灼碎屑常使角膜异物的周围烧伤和形成炭环。角膜异物可引起感染,致角膜溃疡。

(2)治疗原则:①患眼滴1%丁卡因(或4%可卡因)液2~3次后,用异物剔除针(亦可用消毒注射针头)将角膜异物剔除;若角膜异物细小,可借助放大镜或裂隙灯显微镜将其剔出;若系角膜深层异物,可借助电磁铁将其取出。剔除异物后,涂0.5%红霉素眼膏(或0.5%金霉素眼膏)外敷纱布包扎。②必要时可在球结膜下注射庆大霉素2×10^4 U。角膜异物剔除术后,用0.5%庆大霉素(或其他抗生素)滴眼液滴眼,1~2小时1次,并于第2天复诊。由异物或其他原因导致的角膜擦伤,治疗方法同异物剔除术。

2.眼球穿孔

眼球穿孔系由锐利的或高速飞溅的物体穿破眼球壁所致,可因眼内容物脱出、感染,眼内异物及愈合过程中瘢痕收缩而致失明。

(1)病情观察与判断:①有锐利器伤史。②视力突然减退,并有疼痛及刺激症状。③眼压低。④角膜或角膜缘处穿破者,该处有伤痕。前房可变浅或消失,裂口处可见眼内组织脱出,瞳孔变形或移位。巩膜创口小者体征不明显,较大者常伴有眼内出血,眼内容物脱出,球结膜出血或在球结膜下可见呈暗紫色的葡萄膜组织。⑤若伤及晶状体,可引起外伤性白内障,甚至晶状体囊膜破裂、皮质脱出。⑥进行X线摄片或B超检查,必要时行CT检查,以明确眼内有无异物存留。

(2)治疗原则:①止血、止痛,封闭伤口及预防感染。尽量减少不必要的局部检查和治疗操作。检查与治疗时,先让伤者自行睁眼,不能睁开时应小心轻轻地拉开眼睑。初步了解受伤部位及伤口情况之后,先以生理盐水棉球清洁眼睑及周围皮肤,不宜冲洗和涂眼膏,可滴抗生素眼药水或结膜下注射庆大霉素$(2 \sim 4) \times 10^4$ U,每天或隔天1次。为预防眼内或伤口的感染,选用抗生素肌内或静脉注射,肌内注射破伤风抗毒素,以消毒纱布覆盖伤眼、包扎双眼。静卧,转送时避免头部震动,必要时两侧放沙袋固定头部。②伤口处理。伤口较小(一般不超过 3 mm),如无眼内组织嵌顿,则不必缝合。角膜和巩膜的伤口较大者,应尽早缝合。③眼内异物的处理。确定眼内异物存留者,应做好眼内异物定位,尽早取出异物。④预防并发症。给予止血剂,以防出血。局部用 1%阿托品眼液或眼膏扩瞳,防止虹膜睫状体炎,防止角膜边缘穿孔。应谨慎用放瞳药物。密切观察以防交感性眼炎的发生。

3.眼酸碱性化学伤

眼酸碱性化学伤是指因酸性或碱性化学物质与眼接触所造成的组织损伤。其对眼部损害的程度,取决于化学物的毒性、浓度和量,以及与组织接触时间的长短、接触面积的大小等。酸性化学伤中,常见为无机酸损伤,如硫酸、盐酸、硝酸及冰醋酸等损伤。碱性化学伤中,常见为氢氧化钾、氢氧化钠、石灰和氨水等损伤。这些物质可为固体、液体和气体。酸性烧伤立即引起组织蛋白凝固坏死而形成膜状物,因此,有阻止酸性物质向深部组织渗透的作用。碱性物质对组织中的类脂质起溶解作用并继续向深部渗透和扩散,其破坏性强而持久。

(1)病情观察与判断:酸、碱性烧伤均可有眼部刺激症状和视力的损害,如畏光、流泪、疼痛、眼睑痉挛及视力减退等。①轻型:眼睑皮肤潮红,结膜充血及轻度水肿,角膜上皮脱落、轻度混浊。②重型:眼睑高度肿胀,甚至糜烂坏死;结膜苍白凝结,有如煮熟的蛋白,或呈棕褐色坏死、结痂、脱落,血管消失;角膜白色混浊,看不见瞳孔及虹膜,视力显著下降,甚至仅存光感。严重的碱性伤可引起角膜组织逐渐坏死甚至穿孔。

(2)治疗原则。①清水冲洗:一旦发生眼化学烧伤,应争分夺秒抢救。立即充分冲洗,可用自来水、井水、清洁河水、凉开水等充分冲洗患眼约 15 分钟,检查上下穹隆部结膜有无存留的固体化学物质,如有应立即取出,彻底清除后涂抗生素眼膏。②中和冲洗:酸性化学伤,用 2%～3%碳酸氢钠液冲洗。碱性化学伤,用 2%～3%硼酸液或 1%醋酸液冲洗;其中,石灰烧伤用 0.37%依他酸二钠液冲洗。③中和剂注射:酸性化学伤可用 20%磺胺嘧啶钠液 1 mL 做结膜下注射。碱性化学伤用维生素 C 1 mL 做结膜下注射,并应用 10%维生素 C 液滴眼,每小时 1 次;对伤情严重者,将维生素 C 2～4 g 加入 5%葡萄糖溶液 500 mL 中静脉注射,每天 1 次。④自血疗法:从患者自身静脉抽 1.5 mL 血液,立即注入患眼球结膜下 0.5～1 mL,隔天 1 次。为防止虹膜后粘连,用 0.5%～1%阿托品液或眼膏扩瞳。⑤预防感染和睑球粘连。局部用大量抗生素眼膏并全身性应用抗生素。凡化学伤有结膜坏死者,应用玻璃棒加抗生素眼膏机械分离睑球粘连处,每天 1～2 次,并嘱患者经常转动眼球。

4.光照性眼炎

光照性眼炎又称紫外线性眼炎,是由短波紫外线(波长 295～360 nm)照射引起的眼球表面组织反应。多发生于电焊工未戴防护面罩或由注视紫外线灭菌灯而引起。太阳灯照射或高原、雪地、沙漠行军及海洋工作者亦可发生。大量的紫外线被角膜吸收后产生光电性反应,抑制上皮细胞生长,并使上皮细胞坏死、脱落,一般不留永久性损伤。

(1)病情观察与判断:紫外线照射后一般潜伏期为 6～8 小时,最短 1 小时内即可发病。①双眼突然发生烧灼感和剧痛,伴畏光、流泪、异物感,眼睑痉挛。②检查可见睑裂部位结膜充血、水肿,睑裂部角膜上皮层微细点状剥脱,荧光素染色阳性。有时眼睑及面部皮肤潮红有灼痛感。症状通常 1～2 天消失。③多次重复照射或照射时间较久,可引起慢性睑缘炎和结膜炎,甚至角膜变性,影响视力。暴露于雪地较久,可发生弱视及中心暗点。

(2)治疗原则:①电光灵(系由丁卡因加抗生素调配而成)眼液滴眼,每天 2～4 小时 1 次,8 小时后停用。此药可解除疼痛和眼睑痉挛。②0.5% 庆大霉素眼液(或 0.25% 氯霉素眼液)10 mL 内加 3～4 滴 0.1% 肾上腺素滴眼,同时涂 0.5% 红霉素或其他抗生素眼膏,每天 3 次。③为避免光线刺激,应戴墨镜或变色镜。

第三章

心内科护理

第一节 心力衰竭

心力衰竭是由心脏结构和功能异常所导致的一种临床综合征。由于各种原因的初始心肌损害(如心肌梗死、心肌炎、心肌病、血流动力负荷过重等)引起心室充盈和射血能力受损,导致心室泵血功能降低,患者主要表现为呼吸困难、疲乏和液体潴留。心力衰竭是一种进展性疾病,表现为渐进性心室重构;心力衰竭是一种症状性疾病,表现为血流动力学障碍,心室腔压力高于正常,即为心功能不全;心力衰竭是心血管疾病最严重的阶段,病死率高,预后不良。依据发生速度分为急性心力衰竭和慢性心力衰竭。

一、慢性心力衰竭

慢性心力衰竭是一种复杂的临床综合征,是临床常见的危重症。我国对35～74岁城乡居民共15 518人随机抽样调查的结果显示,心力衰竭患病率为0.9%,估计我国心力衰竭患者有400万,其中男性为0.7%,女性为1.0%,女性高于男性,不同于西方国家的男性高于女性,主要是由于引起心力衰竭的病因构成存在差异。随着年龄增高,心力衰竭患病率显著上升。心力衰竭患者的死亡原因依次为泵衰竭(59%)、心律失常(13%)和猝死(13%)。

(一)病因

在我国,过去引起慢性心力衰竭的病因主要为瓣膜病,尤以风湿性心瓣膜病居首。但近年来,冠心病、高血压病、心肌病的比例明显增高。导致慢性心力衰竭的主要病因如下。

1.原发性心肌损害

可见于节段性或弥散性心肌损害,如心肌梗死、心肌炎、心肌病、结缔组织疾病的心肌损害等;亦可见于原发或继发的心肌代谢障碍,如糖尿病等。

2.心室负荷过重

心室负荷过重包括心室前负荷和后负荷过重。前负荷指容量负荷,临床可见于:①心瓣膜反流性疾病,如二尖瓣、三尖瓣、主动脉瓣关闭不全等;②心内外分流性疾病,如房间隔、室间隔缺损,动脉导管未闭等;③全身性血容量增多,如甲状腺功能亢进、慢性贫血、动静脉瘘、脚气病等。后负荷过重即压力负荷过重,见于高血压、肺动脉高压、主动脉瓣狭窄等。

(二)临床表现

1.左心衰竭

主要临床症状出现的病理基础为肺循环淤血和心排血量降低。肺循环淤血的主要症状为呼吸困难,低心排血量的主要症状为外周脏器组织灌注不足的综合表现。

(1)症状:表现如下。①呼吸困难:是左心衰竭最早出现的症状。开始多在较重体力活动时出现,休息后可缓解。随着病情的进展,肺淤血日渐加重,呼吸困难症状在较轻体力活动时即出现,并可出现夜间阵发性呼吸困难,此为左心衰竭的典型表现。严重时,患者可出现端坐呼吸,采取的坐位愈高,说明左心衰竭的程度愈重。②咳嗽、咳痰、咯血:咳嗽亦为左心衰竭的早期症状,常在夜间发生并伴有呼吸困难。咳嗽常伴咳白色泡沫状浆液性痰。严重时亦可出现痰中带血丝或咯粉红色泡沫痰。③低心排血量症状:可有乏力、头晕、失眠、尿少、发绀、心悸等,其原因主要是由于心、脑、肾等脏器组织灌注不足所致。

(2)体征:多数左心衰竭患者左心室可增大,心率加快,两肺底可闻及湿啰音,有时伴有哮鸣音。湿啰音分布位置可随体位改变而变。血压一般正常,有时脉压减小。

2.右心衰竭

(1)症状:右心衰竭的主要临床症状出现的病理基础为体循环静脉淤血。由于多脏器淤血,常见的症状为上腹胀满、食欲减退、恶心、呕吐、水肿、尿少等。

(2)体征:主要包括以下几点。①颈静脉怒张:显示体循环静脉压增高,当压迫腹部肿大的肝脏时,颈静脉怒张更明显,称为肝颈静脉回流征阳性。②肝大及压痛:肝大常发生于下肢水肿之前,长期肝内淤血可导致心源性肝硬化。③水肿:是右心衰竭较晚期的表现,符合心源性水肿特点,水肿首先出现在身体下垂的部位,能起床活动的患者,水肿从双下肢开始,卧床的患者从腰骶部开始;严重右心衰竭者可呈现全身水肿,并伴有胸腔积液、腹水。④右心室增大或全心增

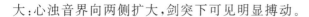

大:心浊音界向两侧扩大,剑突下可见明显搏动。

3.全心衰竭的临床特点

心力衰竭早期常是一侧性的,临床多见先为左心衰竭,继而发展波及右心,导致右心衰竭,从而出现全心衰竭。此时左、右心衰竭的临床表现可同时存在,亦可以某一侧心力衰竭表现为主。当有右心衰竭的存在时,常可使左心衰竭肺淤血的临床表现得到缓解或减轻。

(三)辅助检查

1.X 线检查

左心衰竭患者除原有心脏病引起的心外形改变外,主要为肺门阴影增大、肺纹理增加等肺淤血表现。右心衰竭患者则常见右心室增大,心影向两侧扩大,还可见到胸腔积液。

2.超声心动图检查

临床已广泛应用超声心动图检查测定左心室的收缩功能,如左心室射血分数和舒张功能。对诊断和评估心脏功能有重要价值。

3.放射性核素检查

放射性核素心血池显影对评价心脏收缩功能有价值。

4.血浆脑钠肽检查

脑钠肽＞100 pg/mL,可提示有心力衰竭的存在。研究证实,脑钠肽增高的幅度与心力衰竭的严重程度成正比。

5.创伤性血流动力学检查

可应用右心导管或肺动脉漂浮导管(Swan-Ganz 导管)直接测量肺毛细血管楔压、心排血量、中心静脉压。

(四)护理措施

1.一般护理

(1)执行内科一般护理常规。

(2)卧位与休息:根据心功能分级安排活动量。心功能Ⅰ级:不限制一般体力活动,适当增加体育锻炼,但应避免剧烈运动;心功能Ⅱ级:适当限制体力活动,增加午睡时间,不影响轻体力劳动或家务劳动;心功能Ⅲ级:严格限制一般体力活动,以卧床休息为主,但应鼓励患者日常生活自理或在协助下自理;心功能Ⅳ级:绝对卧床休息,日常生活由他人照顾。失代偿者卧床期间,鼓励患者多做主动或被动运动,预防深静脉血栓形成。慢性心力衰竭患者,6分钟步行试验也可作为制订个体运动量的重要依据。患者活动过程中如出现呼吸困难、胸痛、心悸、头晕、疲劳、大汗、面色苍白、低血压等情况时应停止活动。如患者经休息后症状仍持续不缓解,应及时通知医师。

(3)注意保暖,保持呼吸道通畅,防止呼吸道感染。

(4)保持大便通畅:心力衰竭患者由于进食少、肠道淤血、长期卧床等原因,导致肠蠕动减慢及排便方式改变,常出现便秘。用力排便可增加心脏负荷,所以应保持大便通畅,饮食中需含粗纤维丰富的食物,必要时给予缓泻剂。

2.饮食护理

(1)限钠:轻度心力衰竭患者钠摄入量控制在 2~3 g/d,中至重度心力衰竭患者<2 g/d。应用强效利尿剂患者限钠不必过严,避免发生低钠血症。

(2)限水:总液体摄入量每天 1 500~2 000 mL 为宜。重度心力衰竭合并低钠血症者应严格限制水摄入量。

(3)营养与饮食:低脂饮食,肥胖者应减轻体重,戒烟限酒。严重心力衰竭伴明显消瘦者,应给予营养支持。

3.用药护理

(1)利尿剂:通过抑制肾小管特定部位钠或氯的重吸收,遏制心力衰竭时的钠潴留,减少静脉回流和降低前负荷,从而减轻肺淤血、腹水、外周水肿和体重,提高运动耐量。遵医嘱正确使用利尿剂,注意药物不良反应的观察和预防,如袢利尿剂和噻嗪类利尿剂最主要的不良反应是低钾血症,从而诱发心律失常或洋地黄中毒,故应监测血钾。患者出现低钾血症时常表现为乏力、腹胀、肠鸣音减弱、心电图 U 波增高等。服用排钾利尿剂时多补充含钾丰富的食物,如香蕉、橙子、马铃薯、西红柿、深色蔬菜等,必要时按医嘱补充钾盐。口服补钾宜在饭后,以减轻胃肠道不适;外周静脉补钾时,每 500 mL 液体中氯化钾含量不超过1.5 g。另外,非紧急情况下,利尿剂的应用时间宜选择在早晨或日间,避免夜间排尿过频影响患者休息。

(2)洋地黄类药物:洋地黄可增强心肌收缩力,抑制心脏传导系统,对迷走神经系统的直接兴奋作用是洋地黄的一个独特优点,可对抗心力衰竭时交感神经兴奋的不利影响。常用药物有地高辛、毛花苷 C、毒毛花苷 K 等。常用于有症状的慢性收缩性心力衰竭患者、心力衰竭伴有快速心室率的房颤患者,禁用于窦房传导阻滞、二度或高度房室阻滞患者和急性心肌梗死患者。大剂量应用时可出现洋地黄中毒不良反应,这些不良反应常出现在血清地高辛浓度>2.0 ng/mL时,也可见于地高辛水平较低时,特别在低血钾、低血镁、甲状腺功能低下患者中较常见。

洋地黄中毒的临床表现:①心脏毒性反应,洋地黄中毒最重要的反应是各类心律失常,最常见为室性期前收缩。②胃肠道反应,通常为洋地黄中毒的最早期表现,表现为食欲下降、恶心、呕吐、腹泻。③神经系统症状,头晕、头痛、意识改变、黄视、绿视等症状。

洋地黄中毒的预防:①服药前,监测心率、心律变化,当脉搏<60次/分或节律不规则时,应暂停用药并通知医师。②严格按医嘱给药,注意洋地黄用药的个体差异。必要时监测血清地高辛浓度。③用毛花苷C或毒毛花苷K时,必须稀释后缓慢(10~15分钟)静脉给药,并同时监测心率、心律及心电图变化。

洋地黄中毒的处理:①立即停用洋地黄是关键。②有低钾、低镁者遵医嘱补充钠盐和镁盐,同时停用排钾利尿剂。③纠正心律失常,快速性室性心律失常可应用利多卡因缓慢静脉推注;心率过缓可应用阿托品0.5~1 mg静脉注射,伴发血流动力学障碍者可安置临时起搏器。

(3)正性肌力药物:肾上腺素能受体兴奋剂(如多巴胺)较小剂量使用能增强心肌收缩力,扩张血管,特别是肾小动脉扩张,而心率加快不明显,有利于心力衰竭治疗。其他药物还有多巴酚丁胺、磷酸二酯酶抑制剂,临床应用的制剂为米力农。

(4)血管紧张素转换酶抑制剂:血管紧张素转换酶抑制剂是目前治疗慢性心力衰竭的首选用药。其主要作用机制一方面是抑制肾素-血管紧张素系统,达到扩张血管、抑制交感神经兴奋性的作用,更重要的是在改善和延缓心室重塑中起关键作用,从而维护心肌功能、延缓心力衰竭进展、降低远期病死率。血管紧张素转换酶抑制剂治疗应从小剂量开始,患者能够耐受后逐渐加量,至适量后长期维持终身用药。血管紧张素转换酶抑制剂目前种类很多,如卡托普利、贝那普利、培哚普利等为长效制剂,每天1次,可提高患者服药的依从性。血管紧张素转换酶抑制剂主要不良反应包括干咳、低血压和头晕、肾损害、高钾血症、血管神经性水肿等。在用药期间需监测血压,避免体位突然改变,监测血钾水平和肾功能。若患者出现不能耐受的咳嗽或血管神经性水肿应停止用药。

(5)β-受体阻滞剂:所有慢性心力衰竭NYHA Ⅱ、Ⅲ级病情稳定患者应尽早开始应用β-受体阻滞剂,需终身使用,除非有禁忌证或不能耐受;NYHA Ⅳ级心力衰竭患者需待病情稳定后,在严密监护下应用。禁用于支气管痉挛性疾病、心动过缓(心率<60次/分)、二度及以上房室传导阻滞患者。用药期间应观察患者心率、心律,如心率<55次/分,或伴有眩晕等症状,出现二度、三度房室传导

阻滞应及时通知医师,给予减量。

4.病情观察

(1)监测体重,每天在同一时间、着同类服装、用同一体重计测量体重,时间安排在患者晨起排尿后、早餐前为宜,以观察水肿的变化情况。

(2)准确记录 24 小时液体出入量,如患者尿少,应严格限制入水量,每天静脉补液量<800 mL,尿量>800 mL。尿量<30 mL/h,应立即通知医师给予处理。有腹水者应每天测量腹围。

(3)监测电解质水平,评估患者有无低钠血症。心力衰竭患者血钠<135 mmol/L 者,饮食中不必过分限盐;血钠<130 mmol/L 者,应通过饮食适当补充钠盐,如加食榨菜;血钠<120 mmol/L 者,需要静脉补充氯化钠,10%氯化钠注射液50~80 mL/d 通过微量泵 3~10 mL/h 静脉注入,低血钠纠正后停用。

(五)健康指导

(1)指导患者注意避免心力衰竭的诱发因素,如气候变化时要及时加衣,预防感冒;避免过度劳累、情绪激动等。

(2)根据心功能情况指导患者合理安排休息与活动,活动要以不出现心悸、气急为原则。

(3)告知患者应严格按医嘱服药,不可随意增减或撤换药物。服用洋地黄类药物时,教会患者自测脉搏,如脉搏低于 60 次/分,节律改变并出现厌食,应警惕洋地黄毒性反应,及时就医。

(4)指导患者饮食应清淡、低盐、易消化、富含营养、含适量纤维素,每餐不宜过饱,防止便秘。戒烟、戒酒。

(5)指导患者注意体重的变化,观察足踝部有无水肿,有无气急加重、夜尿增多、厌食、上腹饱胀感,如有心力衰竭复发,应及时就医。

二、急性心力衰竭

急性心力衰竭是发生在原发性心脏病或非心脏病基础上的急性血流动力学异常,导致以急性肺水肿、心源性休克为主要表现的临床综合征。以急性左心衰竭多见,通常危及患者生命,必须紧急实施抢救和治疗。

(一)病因

1.急性左心衰竭

慢性心力衰竭急性失代偿、急性冠脉综合征、高血压急症、急性心瓣膜功能障碍、急性重症心肌炎、围生期心肌病和严重心律失常。

2.急性右心衰竭

右心室梗死、急性大面积肺栓塞、右心瓣膜病。

3.非心源性急性心力衰竭

高心排血量综合征、严重肾脏疾病、严重肺动脉高压等。

(二)临床表现

1.急性左心衰竭

(1)早期表现:原来心功能正常的患者出现原因不明的疲乏或运动耐力明显减低以及心率增加15～20次/分,可能是左心功能降低的最早期征兆。继续发展可出现劳力性呼吸困难、夜间阵发性呼吸困难、睡觉需用枕头抬高头部等;检查可发现左心室增大,闻及舒张早期或中期奔马律,肺动脉瓣第二心音亢进,两肺尤其肺底部有湿啰音,还可有干湿啰音和哮鸣音,提示已有左心功能障碍。

(2)急性肺水肿:起病急骤,病情可迅速发展至危重状态。突发的严重呼吸困难、端坐呼吸、喘息不止、烦躁不安并有恐惧感,呼吸频率可达30～50次/分;频繁咳嗽并咯出大量粉红色泡沫样血痰;听诊心率快,心尖部常可闻及奔马律;两肺布满湿啰音和哮鸣音。

(3)心源性休克:①持续低血压;②组织低灌注状态;③血流动力学障碍;④低氧血症和代谢性酸中毒。

2.急性右心衰竭

(1)右心室梗死伴急性右心衰竭:可出现低血压、颈静脉显著充盈和肺部呼吸音清晰的三联症。

(2)急性大块肺栓塞伴急性右心衰竭:典型表现为突发呼吸困难、剧烈胸痛、有濒死感,还有咳嗽、咯血痰、明显发绀、皮肤湿冷、休克和晕厥,伴颈静脉怒张、肝大、肺梗死区呼吸音减弱、肺动脉瓣区杂音。如有导致本病的基础病因及诱因,出现不明原因的发作性呼吸困难、发绀、休克,无心肺疾病史而突发的明显右心负荷过重和心力衰竭,都应考虑肺栓塞。

(3)右侧心瓣膜病伴急性右心衰竭:主要为右心衰竭的临床表现,有颈静脉充盈、下肢水肿、肝脏淤血等。

(三)辅助检查

1.实验室检查

实验室检查包括血常规和血生化检查,如电解质(钠、钾、氯等)、肝功能、血糖、血脂、尿常规、便常规。

2.胸部 X 线检查

胸部 X 线可显示肺淤血的程度和肺水肿,如出现肺门血管影模糊、蝶形肺门,甚至弥漫性肺内大片阴影等。还可根据心影增大及其形态改变,评估基础的或伴发的心脏和(或)肺部疾病以及气胸等。

3.超声心动图

可用以了解心脏的结构和功能、心瓣膜状况、是否存在心包病变、急性心肌梗死的机械并发症以及室壁运动失调;可测定左室射血分数,监测急性心力衰竭时的心脏收缩/舒张功能相关的数据。超声多普勒成像可间接测量肺动脉压、左右心室充盈压等。

4.心电图

可了解心率、心脏节律、传导,有无心肌缺血性改变、急性心肌梗死、陈旧性心肌梗死的病理性 Q 波等。还可检测出心肌肥厚、心房或心室扩大、束支传导阻滞、心律失常的类型及其严重程度,如各种房性或室性心律失常(心房颤动、心房扑动伴快速性心室率、室性心动过速)、Q-T 间期延长等。

(四)护理措施

1.一般护理

(1)体位:立即协助患者取坐位,双腿下垂,以减少静脉回流,减轻心脏负荷。患者常烦躁不安,需注意安全,防止跌倒、坠床。

(2)吸氧:通过氧疗将血氧饱和度维持在 95% 以上的水平,以防出现脏器功能障碍甚至多器官功能衰竭。立即给予高流量吸氧 6～8 L/min,湿化瓶不主张用乙醇湿化。病情严重者给予面罩给氧或采用无创机械通气。

(3)心理护理:向患者解释恐惧对心脏的不利影响,尽量减轻患者的紧张不安情绪。医护人员在抢救时必须保持镇静,操作熟练,使患者产生安全感。

2.饮食护理

急性心力衰竭期暂时禁食,病情好转并稳定后进食低盐、清淡饮食。

3.用药护理

迅速开放两条静脉通道,遵医嘱正确使用药物,观察疗效和不良反应。

(1)吗啡:吗啡是治疗急性心力衰竭极为有效的药物。吗啡通过抑制中枢性交感神经,反射性降低外周静脉和小动脉张力,减轻心脏前负荷;降低呼吸中枢和咳嗽中枢兴奋性,减慢呼吸,止咳,松弛支气管平滑肌,改善通气功能;中枢镇静作用能减轻或消除焦虑、紧张、恐惧等反应。抢救时遵医嘱给予吗啡 3～5 mg 静脉注射,老年患者应减量或改为肌内注射,观察患者有无呼吸抑制或心动过缓、血压下降等不良反应。低血压或休克、慢性阻塞性肺疾病、支气管哮喘、意识障碍及伴有呼吸抑制危重患者禁用吗啡。

(2)利尿剂:强效袢利尿剂可大量迅速利尿,降低心脏容量负荷,缓解肺淤血。用药期间注意药物不良反应的观察和预防,不良反应最常见的有低钾、低镁、低氯性碱中毒,可导致严重心律失常,过度利尿致血容量不足引起低血压及加重肾衰竭。观察和记录每天出入量,肺淤血水肿明显和体循环淤血水肿明显者应保持出入量负平衡,约 500 mL/24 h,严重肺水肿者可负平衡 1 000～2 000 mL/24 h,患者症状方可缓解。

(3)血管扩张剂:可选用硝普钠、硝酸甘油或酚妥拉明静脉滴注。①硝普钠:为动、静脉血管扩张剂。静脉滴注过程中需要密切监测血压,长期应用可以引起硫氰酸盐毒性,应短期使用。硝普钠见光易分解,应现配现用,避光滴注。②硝酸甘油:扩张小静脉,降低回心血量,遵医嘱静脉给予硝酸甘油 20 μg/min,密切监测血压,使用输液泵或微量泵控制滴速,防止血压过度下降,保持平均动脉压下降 1.3 kPa(10 mmHg)左右。如果收缩压降至<12.0 kPa(90 mmHg),及时通知医师减量。③重组人脑钠肽:具有扩张静脉和动脉、利尿、抑制肾素-血管紧张素-醛固酮系统和交感神经作用,用药期间注意观察和预防低血压等不良反应的发生。

(4)正性肌力药物:减轻低灌注所致的症状,保证重要脏器的血供。急性心肌梗死 24 小时内的患者,不宜用洋地黄药物。

(5)氨茶碱:缓慢静脉注射,可缓解支气管痉挛,并具有一定的正性肌力及扩血管、利尿作用。适用于支气管痉挛的患者。

4.病情观察

(1)密切观察病情变化,及时记录血压、心率、呼吸、血氧饱和度、血气分析、电解质的情况,观察患者意识、精神状态,皮肤颜色、温度和湿度,双肺湿啰音和哮鸣音变化以及尿量变化。

(2)心源性休克、血流动力学障碍的严重冠心病(急性心肌梗死和合并机械并发症)、顽固性肺水肿者,可给予主动脉内球囊反搏治疗,改善心肌灌注且同时降低心肌耗氧量,增加搏出量。

(3)病情危重,伴随发生Ⅰ型或Ⅱ型呼吸衰竭者,可给予机械通气治疗,维持血氧饱和度在 95%～98%。

(五)健康指导

向患者及家属讲解急性心力衰竭的诱因,指导其避免及去除诱因,积极治疗。

第二节　急性心肌梗死

心肌梗死(myocardial infarction,MI)是心肌长时间缺血导致的心肌细胞死亡。为在冠状动脉病变的基础上,发生冠状动脉血供急剧减少或中断,使相应的心肌严重而持久地急性缺血导致心肌坏死。急性心肌梗死(acute myocardial infarction,AMI)临床表现为持久的胸骨后剧烈疼痛、发热、白细胞计数和血清心肌酶升高、心电图进行性改变,可发生心律失常、休克或心力衰竭,属急性冠脉综合征的严重类型。

一、病因

(一)基本病因

冠状动脉粥样硬化,造成血管管腔严重狭窄和心肌血供不足,而侧支循环未充分建立。一旦血供进一步急剧减少或中断,使心肌严重而持久地急性缺血达20～30分钟及30分钟以上,即可发生急性心肌梗死。

(二)诱因

(1)剧烈体力劳动、精神紧张或情绪激动最为多见。

(2)其次为饱餐、上呼吸道感染或其他感染、用力大便或心动过速。

(3)少数为手术大出血或其他原因引起的低血压、休克等。

(4)气候寒冷、气温变化大亦可诱发。

二、临床表现

(一)先兆

有50%～81.2%的患者在起病前数天至数周有乏力、胸部不适、活动时心悸、气急、烦躁、心绞痛等前驱症状。

（二）症状

1.疼痛

疼痛为最早出现的最突出的症状，少数急性心肌梗死患者可无疼痛，一开始即表现为休克或急性心力衰竭。

2.全身症状

一般在疼痛发生后 24～28 小时出现，表现为发热、心动过速、白细胞计数升高和血沉增快等。

3.胃肠道症状

疼痛剧烈时，常伴有恶心、呕吐、上腹胀痛等。

4.心律失常

24 小时内最多见，以室性心律失常多见，下壁梗死易发生房室传导阻滞。

5.低血压和休克

多在起病后数小时至 1 周内发生。

6.心力衰竭

主要为急性左心功能不全。

（三）体征

心尖部第一心音减弱，几乎所有患者都有血压降低。

三、辅助检查

（一）心电图

ST 段呈弓背向上明显抬高、T 波倒置及异常深而宽的 Q 波（图 3-1）。

（二）超声心动图

了解心室各壁的运动情况，评估心室梗死面积，测量心功能，诊断室壁瘤和乳头肌功能不全。

（三）实验室检查

血清心肌酶升高，血清肌钙蛋白和肌酸激酶同工酶特异性升高。

四、治疗

（一）一般治疗

（1）急性期需卧床 1 周。

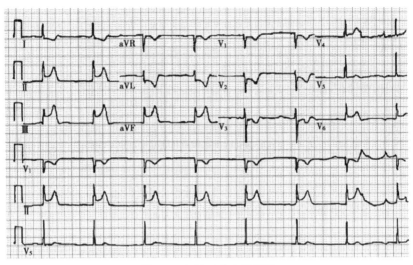

图 3-1　急性下壁心肌梗死

（2）持续吸氧 2～3 天。

（3）入冠心病监护室行心电图、血压、呼吸等监测 3～5 天。

（二）解除疼痛

常用药有哌替啶、吗啡、硝酸甘油或硝酸异山梨酯。

（三）溶栓疗法和经皮腔内冠状动脉成形术

可再灌注心肌。

（四）药物治疗

使用硝酸酯类药物、抗血小板药和抗凝药等。

五、护理措施

（一）一般护理

（1）休息与活动：急性期卧床休息 12 小时，保持环境安静，减少探视，协助患者进食、洗漱及大小便。如无并发症，24 小时后床上肢体活动，第 3 天室内走动，第 4～5 天逐渐增加活动量，以不感到疲劳为限。有并发症者可适当延长卧床时间。

（2）饮食：进食低盐、低脂、低胆固醇、易消化的食物，少量多餐，不宜过饱，禁烟、酒，避免饮浓茶、咖啡及进食过冷、过热、辛辣刺激性食物。

（3）保持大便通畅：急性心肌梗死患者由于卧床休息、进食少、使用吗啡等药物易引起便秘，而排便用力易诱发心力衰竭、肺梗死甚至心脏骤停。

（二）病情观察

进行心电、血压监测 3～5 天，严密监测患者脉搏、心率、心律、血压及血流动力学改变，及时发现心律失常、休克、心力衰竭等并发症的早期症状，备好各种急救药品和设备。

（三）疼痛护理

应及早采取有效的镇痛措施，应用哌替啶等镇痛药，吸氧，应用硝酸酯类药物。

（四）溶栓治疗的护理

溶栓前询问患者有无活动性出血、消化性溃疡、脑血管病、近期手术、外伤史等溶栓禁忌证；检查血小板、出凝血时间和血型，配血，准确配制并输注溶栓药物；用药后询问患者胸痛有无缓解，监测心肌酶、心电图及出凝血时间，以判断溶栓效果；观察皮肤、黏膜及内脏有无出血。

（五）心理护理

急性心肌梗死患者常有焦虑、抑郁、恐惧心理。当患者胸痛发作时，护士应尽量陪伴在患者身边，给予有效的心理支持，介绍治疗方法，解释不良情绪对疾病的负面影响，指导其保持情绪稳定，积极配合治疗。

六、健康指导

（一）疾病知识指导

指导患者做到冠心病二级预防原则，预防再次梗死和其他心血管事件。AMI 恢复后的所有患者均应调节饮食，即低饱和脂肪和低胆固醇饮食。积极劝导患者戒烟。

（二）用药指导

强调药物治疗的必要性，指导患者按医嘱服药，告知药物的用法、作用和不良反应。

（三）病情监测

教会患者定时测量脉搏、血压，若胸痛发作频繁、时间较长、服用硝酸酯制剂疗效较差时，提示急性心血管事件，应及时就医。

(四)康复指导

指导患者出院后的运动康复训练。进行个人卫生、家务和娱乐活动对患者有益,无并发症的患者,6～8周可恢复性生活,经2～4个月的体力活动锻炼后,酌情恢复部分工作或从事轻体力工作,不适宜重体力劳动、驾驶员、高空作业及其他精神紧张的工作。

呼吸内科护理

第一节　慢性阻塞性肺疾病

慢性阻塞性肺疾病(chronic obstructive pulmonary disease,COPD)简称慢阻肺,是一种以气流受限为特征的肺部疾病,气流受限不完全可逆,呈进行性进展,但是可以预防和治疗。COPD主要累及肺部,但也可以引起全身各器官的损害。

一、临床表现

(一)症状

1.慢性咳嗽

慢性咳嗽常为最早出现的症状,随病程发展可终身不愈,常晨间咳嗽明显,夜间有阵咳或排痰。当气道严重阻塞,通常仅有呼吸困难而不表现出咳嗽。

2.咳痰

一般为白色黏液或浆液性泡沫痰,偶可带血丝,清晨排痰较多。急性发作期痰量增多,可有脓性痰。

3.气短或呼吸困难

COPD的主要症状,早期在劳力时出现,后逐渐加重,以致在日常生活甚至休息时也感到气短,是COPD的标志性症状。但由于个体差异,部分患者可耐受。

4.喘息和胸闷

部分患者特别是重度患者在急性加重时出现喘息和胸闷。

5.其他

晚期患者有体重下降、食欲减退等症状。

（二）体征

1.视诊

胸廓前后径增大、肋间隙增宽、剑突下胸骨下角增宽,称为桶状胸,部分患者呼吸变浅、频率增快,严重者可有缩唇呼吸等。

2.触诊

双侧语音振颤减弱。

3.叩诊

肺部呈过清音,心浊音界缩小,肺下界和肝浊音界下降。

4.听诊

双肺呼吸音减弱,呼气延长,部分患者可闻及湿性啰音和(或)干性啰音。

（三）COPD病程分期

COPD 的病程可以根据患者的症状和体征的变化分为以下 2 个时期。

1.急性加重期

急性加重期是指在疾病发展过程中,短期内出现咳嗽、咳痰、气短和(或)喘息加重、痰量增多,呈脓性或黏液脓性痰,可伴有发热等症状。

2.稳定期

此期患者咳嗽、咳痰、气短等症状稳定或较轻。

二、辅助检查

（一）肺功能检查

肺功能检查是判断气流受限的客观指标,是 COPD 诊断的"金标准"。FEV_1/FVC比值是 COPD 的一项敏感指标,吸入支气管舒张剂后(FEV_1/FVC)×$100\%<70\%$者,可确定为不完全可逆的气流受限。

（二）胸部影像学检查

X 线检查对确定肺部并发症及与其他疾病(如肺间质纤维化、肺结核等)相鉴别有重要意义。高分辨率 CT 对辨别小叶中心型或全小叶型肺气肿及确定肺大疱的大小和数量有很高的敏感性和特异性,对预计肺大疱切除或外科肺减容手术等的效果有一定价值。

（三）血气分析

血气分析异常首先表现为轻、中度低氧血症。随疾病进展,低氧血症逐渐加重至呼吸衰竭水平,并出现高碳酸血症。这对于评估入院患者病情的严重度及采取下一步的处理至关重要。

(四)心脏彩超及双下肢静脉超声

心脏彩超对于判断患者是否合并肺动脉高压以及肺心病有重要意义,双下肢静脉超声主要用于排查患者是否合并有下肢深静脉血栓形成。

(五)痰病原学检查

感染是引起COPD急性加重的主要诱因,痰病原学检查对于初步了解引起此次加重的病原学的种类(痰涂片)以及明确为何种病原体(痰培养)感染,指导下一步用药具有重要意义。

(六)其他相关检查

根据患者病情和临床需要,酌情完善胃食管反流方面的检查,即胃肠动态pH监测＋导管和食管括约肌压力测定＋导管;酌情完善睡眠监测等。

三、护理措施

(一)一般护理

(1)执行内科一般护理常规。

(2)卧位与休息:患者取舒适体位,指导有效咳嗽、咳痰。急性期以休息为主,极重度患者宜采取身体前倾位。

(3)持续氧疗:发生低氧血症者可给予鼻导管吸氧,流量 $1\sim2$ L/min,使患者在静息状态下,$PaO_2 > 8.0$ kPa(60 mmHg)和(或)血氧饱和度升至 90%,避免吸氧浓度过高而引起二氧化碳潴留现象,加重呼吸衰竭。

(二)饮食护理

结合患者的饮食习惯,给予高蛋白、高维生素、高热量、清淡、易消化的饮食,补充适宜的水分,避免进食产气食物及饮用饮料,以免引起腹胀,影响呼吸。

(三)用药护理

长期规律吸入糖皮质激素与长效 β_2-肾上腺受体激动剂的复合制剂,联合吸入长效胆碱受体拮抗剂是控制COPD症状的主要治疗方法。代表药:普米克都保(布地奈德加福莫特罗)、舒利迭(丙酸氟替卡松加沙美特罗)、胆碱M受体拮抗剂思力华(噻托溴铵)。有严重喘息症状者可给予雾化吸入治疗,如短效 β_2-肾上腺受体激动剂(特布他林或沙丁胺醇 $500\sim1\,000$ μg),或短效胆碱受体拮抗剂(异丙托溴铵 $250\sim500$ μg)。也可联合吸入糖皮质激素,如布地奈德、丙酸倍氯米松。采用空气压缩雾化器,振动筛孔雾化器。雾化吸入治疗后要开窗通风,以降低空气中的药物气溶胶浓度。治疗过程中观察药物疗效及患者的感受,鼓励有效咳痰,协助叩背、变动体位。

(1)β₂-肾上腺素受体激动剂:根据起效时间和持续时间的不同分为短效β₂-受体激动剂(维持 4～6 小时)和长效 β₂-受体激动剂(维持 10～12 小时)两种,过量或不恰当的使用可能导致严重的不良反应,如骨骼肌震颤、头疼、外周血管舒张及轻微的代谢性心率加速。罕见变态反应包括血管神经性水肿、荨麻疹、支气管痉挛、低血压、虚脱等。

(2)胆碱 M 受体拮抗剂:根据起效时间和持续时间的不同分为短效胆碱受体拮抗剂与长效胆碱受体拮抗剂两种,其不良反应主要有头痛、恶心、口干、心动过速、心悸、眼部调节障碍、胃肠动力障碍和尿潴留等。老年男性患者尤其应该注意前列腺问题。

(3)吸入性糖皮质激素:是目前最强的控制气道炎症药物。激素通过对炎症反应所必需的细胞和分子产生影响而发挥抗感染作用。吸入激素对全身的影响轻微,不良反应主要包括声嘶、溃疡、咽部疼痛不适、舌部和口腔刺激、口干、反射性的咳嗽和口腔念珠菌病。吸入治疗后通过清水漱口可减少以上局部不良反应的发生。

(4)根据医嘱准确、及时给予抗生素,按要求合理调节静脉滴速。

(四)并发症护理

1.慢性呼吸衰竭

严密观察患者缺氧及二氧化碳潴留的症状和体征,遵医嘱予以无创呼吸机辅助通气。协助叩背排痰,雾化吸入保持气道通畅。

2.自发性气胸

观察患者突然加重的呼吸困难表现,并伴有明显的缺氧,患侧听诊呼吸音减弱或消失。给予患侧卧位,提高吸氧流量,严密观察生命体征,做好胸腔闭式引流的物品准备。

(五)病情观察

(1)监测患者的生命体征及血氧饱和度,注意观察呼吸频率、节律,呼吸困难程度。如出现明显的呼吸困难,辅助呼吸肌活动加强,三凹征(胸骨上窝、锁骨上窝、肋间隙吸气时凹陷),呼吸频率持续>30 次/分,PaO_2<8.0 kPa(60 mmHg)和(或)血氧饱和度<90%,应警惕急性呼吸衰竭的发生。

（2）观察缺氧及二氧化碳潴留的症状,如:口唇、甲床、皮肤发绀程度,有无球结膜水肿、烦躁、躁动、夜间失眠而白天嗜睡（昼夜颠倒现象）等慢性呼吸衰竭征象。注意观察患者的意识状态,如出现意识淡漠、肌肉震颤或扑翼样震颤、间歇抽搐、昏睡甚至昏迷等,提示肺性脑病的发生。

（3）观察咳嗽、咳痰症状,痰液的颜色、痰量,有无痰中带血,咳痰难易程度。监测动脉血气分析,水、电解质平衡情况,发现问题及时处理。

（六）呼吸功能锻炼

指导恢复期患者进行缩唇呼吸、腹式呼吸、使用吸气助力器等呼吸训练,以增强呼吸肌的肌力和耐力,改善呼吸功能。保持呼吸道通畅,学会有效咳嗽、咳痰,及时咳出气道内的分泌物,观察痰液的性质、量及颜色的变化,做好记录。

四、健康指导

（1）避免诱发因素,劝导戒烟、控制职业粉尘和环境污染、减少有害气体及刺激性气体的吸入等,注意保暖,防止受凉感冒,保持空气流通,维持适宜温湿度。

（2）遵医嘱合理用药,坚持规律吸入支气管扩张剂及糖皮质激素,避免滥用药物。定期做肺功能检查。

（3）坚持长期家庭氧疗,提高患者生活质量和劳动能力。对重度 COPD 患者,一般给予鼻导管吸氧,氧流量 $1\sim2$ L/min,持续时间 >15 h/d。向家属做好宣教。

（4）在医师及护士指导下制订个体化锻炼计划,坚持呼吸功能锻炼。合理饮食,改善营养状况,提高机体抵抗力,补充适宜的水分。

（5）预防感冒和慢性支气管炎的急性发作,根据实际情况,进行流感疫苗接种。如出现呼吸困难、咳嗽、咳痰增多、黄痰、发热等症状应及时就诊。

第二节　肺血栓栓塞症

肺栓塞是指各种栓子阻塞肺动脉系统时所引起的一组以肺循环和呼吸功能障碍为主要临床表现和病理生理特征的临床综合征,当栓子为血栓时称为肺血栓栓塞症（pulmonary thromboembolism,PTE）。肺血栓栓塞症为肺栓塞最常见的类型。引起肺血栓栓塞症的血栓主要来源于深静脉血栓形成（deep venous thrombosis，DVT）。深静脉血栓形成与肺血栓栓塞症实质上为一种疾病过程在不同部位、不同阶段的表现，两者合称为静脉血栓栓塞症（venous thromboembolism，VTE）。

肺血栓栓塞症的症状多样，缺乏特异性。可以从无症状、隐匿，到血流动力学不稳定，甚或发生猝死。常见症状有不明原因的呼吸困难、气促、胸痛、晕厥、烦躁不安、惊恐甚至濒死感、咯血、咳嗽、心悸等。急性肺栓塞的处理原则是早期诊断、早期干预，根据患者的危险度分层选择合适的治疗方案和治疗疗程。

一、病因和发病机制

当血栓从腿部深静脉通过右心至肺动脉时就发生了肺栓塞。基本的病理生理机制是外周静脉血栓形成。其中包含一种或多种因素，包括静脉内血液淤滞、高凝以及血管壁损伤。这 3 种因素被称为 Virchow 三联征。炎症现在也被认为是这一综合征的固有部分之一。血液淤滞和静脉瓣周围湍流促进血小板黏附、聚集和纤维蛋白血栓形成。形成的血栓包括被网聚的红细胞，使得血栓呈现一种深红色。尸检中完整获得的肺部血栓常为外周静脉的形状，与静脉瓣形成的血栓完全一样。

二、临床表现

肺血栓栓塞症的临床表现均不具备特异性，对诊断的敏感性和特异性都不高；临床病情轻重差异很大，轻的基本无临床表现，重的可以发生休克，甚至发生猝死；相应的临床症状和体征的差异也很大。以下叙述比较典型的症状和体征。

（一）症状

1.呼吸困难及气促

此为肺血栓栓塞症最常见的症状。常于活动后出现或加重，静息时可缓解或减轻。患者有时诉大便后、上楼梯时出现胸部"憋闷"，很容易与劳力性心绞痛相混淆，尤须注意鉴别。特别要重视仅表现轻度呼吸困难的患者。

2.胸痛

胸痛可见于大多数肺血栓栓塞症患者，包括胸膜炎样胸痛和心绞痛样疼痛。胸膜炎样胸痛较多见，其特点为深呼吸或咳嗽时疼痛明显加重，它提示应注意有无肺梗死存在。心绞痛样胸痛仅见于少数患者，为胸骨后较剧烈的挤压痛，患者难以忍受，向肩部和胸部放射，酷似心绞痛发作。

3.咯血

咯血见于约 1/3 的患者，是提示肺梗死的症状，多发生于肺梗死后 24 小时之内,常为少量咯血,大咯血少见。

4.烦躁不安、惊恐甚至濒死感

其见于约半数患者,发生机制不明,可能与胸痛或低氧血症有关。

5.咳嗽

咳嗽见于约 1/3 的患者,多为干咳,或有少量白痰。

6.晕厥

晕厥可为肺血栓栓塞症的唯一或首发症状,其主要原因是大块肺血栓栓塞 50% 以上的肺血管,使心排血量明显减少,引起脑供血不足。

7.腹痛

肺血栓栓塞症患者有时诉腹痛,可能与膈肌受刺激或肠出血有关。偶见诉腰痛者。

各病例可出现以上症状的不同组合。临床上有时出现所谓"肺梗死三联征",即同时出现呼吸困难、胸痛及咯血,但仅见于不足 30% 的患者。

(二)体征

1.呼吸系统体征

呼吸急促最常见;发绀;肺部有时可闻及哮鸣音和(或)细湿啰音,肺野偶可闻及血管杂音;合并肺不张和胸腔积液时出现相应的体征。

2.循环系统体征

主要是急性肺动脉高压和右心功能不全的体征以及左心心排血量急剧减少的体征。常见窦性心动过速,并可见心律失常,如期前收缩、室上性心动过速、心房扑动和心房颤动等。胸骨左缘第 2、3 肋间可有收缩期搏动,可触及肺动脉瓣关闭性振动,半数以上患者可闻及肺动脉瓣区第二心音亢进或分裂,少数患者可闻及收缩期喷射性杂音;颈静脉充盈或异常搏动,存在三尖瓣反流时,三尖瓣区可闻及收缩期杂音,可闻及右心奔马律,并可见肝大、肝颈静脉回流征和下肢水肿等右心衰竭的体征。少数患者可有心包摩擦音。病情严重的患者可出现血压下降,甚至休克,通常提示为大块肺血栓栓塞。

3.其他

可伴发热,多为低热,少数患者有 38 ℃ 以上的发热。可由肺梗死、肺出血、肺不张继发肺部感染等引起,也可由下肢血栓性静脉炎引起。

(三)深静脉血栓形成的临床表现

由于绝大多数肺血栓栓塞症的血栓来源于深静脉血栓形成,深静脉血栓形成被认为是肺血栓栓塞症的标志,因此,在怀疑肺血栓栓塞症诊断时,必须注意是否存在深静脉血栓形成的症状和体征,特别是下肢深静脉血栓形成的症状和体征。可见患肢肿胀、周径增粗、疼痛或压痛、皮肤色素沉着,行走后患肢易疲劳或肿胀加重,特别是两下肢不对称性肿胀应引起重视。应通过测量双侧下肢的周径来评价其差别。大、小腿周径的测量点分别为髌骨上缘以上 15 cm 处和髌骨下缘以下 10 cm 处。双侧相差＞1 cm 即考虑有临床意义。但是,半数以上的下肢深静脉血栓形成患者无自觉症状和明显体征。

三、辅助检查

(一)一般项目

血白细胞计数升高,但一般不超过 $15 \times 10^9/L$。血沉增快。血乳酸脱氢酶、肌酸激酶、天门冬氨酸氨基转移酶均可升高。血清纤维蛋白降解产物升高。以上检查项目对肺血栓栓塞症的诊断均无特异性价值。

(二)动脉血气分析

肺血管床阻塞 15% 以上就可以出现低氧血症,大多数急性肺血栓栓塞症患者 $PaO_2 < 10.7$ kPa(80 mmHg);大多数患者有过度通气,造成低碳酸血症,$PaCO_2$ 下降;肺泡-动脉血氧分压差增大。但部分患者上述检查结果可以正常,不能据此即排除肺血栓栓塞症的诊断。

(三)心电图

肺血栓栓塞症患者的心电图无特异性表现,但如果能结合其他资料进行分析,则对诊断很有价值。

(四)胸部 X 线平片

约 80% 的患者可见异常表现。常见异常影像学变化包括区域性肺血管纹理变细、稀疏或消失,肺野透亮度增加,这是较大肺动脉分支被堵塞,使血流减少的结果;肺野局部有浸润性阴影,常为尖端指向肺门、底面朝向胸膜的楔形阴影,也可呈带状、球状、半球状或不规则阴影,常提示有肺梗死;肺不张或膨胀不全;右下肺动脉干增宽或伴截断征,肺动脉段膨隆;右心室增大;患侧膈抬高,还可见气管和纵隔向患侧移位;约 1/3 的患者可见胸腔积液征。上述 X 线平片征象都不是特异性的,也可出现于其他疾病;另一方面,部分肺血栓栓塞症患者的胸片可以完全正常。

(五)超声心动图

多数患者可以发现间接征象,在提示诊断和除外其他心血管疾患方面有重要价值,也是划分次大块栓塞的依据,有助于选择正确的治疗方案;少数患者可因发现肺动脉近端血栓或右心血栓(直接征象)而确定诊断。

(六)血浆D-二聚体

D-二聚体是交联纤维蛋白在纤溶系统作用下产生的可溶性降解产物,为一个特异性的纤溶过程标记物。在血栓栓塞时,因血栓纤维蛋白溶解使其血中浓度升高。D-二聚体对急性肺血栓栓塞症诊断的敏感性高达$92\%\sim100\%$;但其特异性较低,仅为$40\%\sim43\%$,手术、肿瘤、炎症、感染、组织坏死以及其他多种全身疾病都可使D-二聚体升高。由于D-二聚体对肺血栓栓塞症诊断的敏感性很高而特异性很低,因此,在临床上主要将其用作排除诊断的指标,若其含量$<500\ \mu g/L$,可基本除外急性肺血栓栓塞症;而将其作为确定急性肺血栓栓塞症的指标时,其价值甚小。

(七)核素肺通气/灌注扫描

核素肺通气/灌注扫描是肺血栓栓塞症的重要诊断方法,简单、安全,对有较严重心肺功能障碍的患者也可以使用。

(八)CT 检查

CT 检查能够发现段以上肺动脉内的栓子,对段及段以上的肺动脉血栓栓塞症具有确诊价值,其直接征象有肺血管半月形或环形充盈缺损、完全梗阻、轨道征等。间接征象包括肺野楔形密度增高影、条带状的高密度区或盘状肺不张、中心肺动脉扩张及远端血管分支减少或消失、胸腔积液等,没有特异性,对肺血栓栓塞症的诊断只有提示意义。

(九)MRI 检查

MRI 检查是一种无创伤性检查技术,对段以上肺动脉内栓子诊断的敏感性和特异性均较高。

(十)肺动脉造影

肺动脉造影是目前临床诊断肺血栓栓塞症最准确的检查技术,是衡量其他现有的肺血栓栓塞症诊断技术是否准确的参照标准,即"金标准"。

四、护理措施

(一)一般护理

(1)执行内科一般护理常规。

(2)肺血栓栓塞症急性期应绝对卧床休息,一般应在充分抗凝的前提下卧床2～3周;无明显症状且生活能自理者也应卧床。

(3)床上活动时避免突然坐起,并注意不要过度屈曲下肢。

(4)严禁挤压、按摩患肢,防止血栓脱落,造成再次栓塞。

(二)饮食护理

低脂、清淡易消化饮食,保持大便通畅,预防便秘。

(三)用药护理

常用药物包括溶栓药物、抗凝药物、对症治疗药物等。

(1)溶栓药物应用护理:①密切观察出血征象,如皮肤青紫、穿刺部位出血、血尿、腹部或背部疼痛、严重头痛及意识改变等。②严密监测血压变化,当血压过高时,及时通知医师进行适当处理。③建立静脉通路时,避免反复穿刺血管,静脉穿刺部位压迫止血时,需加压并延长按压时间。④遵医嘱观察出凝血时间变化。

(2)抗凝药物应用护理:①使用肝素或低分子肝素前,应定时监测基础活化部分凝血酶时间、凝血酶原时间及血常规;使用普通肝素时,应密切观察出血及肝素诱导的血小板减少症,监测血小板计数。②应用华法林时,定期监测国际标准化比率,以调整剂量。主要不良反应是出血,发生出血时,可用维生素K拮抗。在应用华法林治疗的前几周还可能引起血管性紫癜,导致皮肤坏死,应密切观察。

(3)使用镇静、止痛、止咳等相应的对症治疗措施,注意观察疗效和不良反应。

(四)并发症护理

1.休克

患者心排血量减少可能出现低血压甚至休克,严密监测生命体征,特别是血压变化,遵医嘱给予静脉输液和使用升压药,记录24小时出入量。

2.右心功能不全

监测患者有无明显气促、食欲缺乏、心悸、腹胀等右心功能不全的症状,积极治疗原发病,控制感染,改善缺氧状况,限制水钠摄入,并执行肺源性心脏病护理常规。

3.再栓塞

急性期绝对卧床休息,避免下肢过度屈曲,保持大便通畅,避免用力排便,以防下肢血管内压力突然升高,使血栓再次脱落形成新的危及生命的栓塞;恢复期下肢可进行适当的活动或关节的被动活动。观察局部皮肤的颜色变化,测量和比较双侧下肢周径,以差值＞1 cm 为有临床意义。检查是否存在 Homan 征阳性(轻轻按压膝关节并屈膝,踝关节急速背曲时出现腘窝部、腓肠肌疼痛),及时发现下肢深静脉血栓形成的征象。大、小腿周径的测量点分别为髌骨上缘以上15 cm 处和髌骨下缘以下 10 cm 处。

(五)病情观察

(1)监测患者的生命体征,特别是呼吸、血氧饱和度、动脉血气、心率等情况,根据缺氧程度选择适当给氧方式,严重呼吸困难者给予机械通气。

(2)观察患者意识状态,有无烦躁不安、嗜睡、定向力障碍等,观察呼吸困难、胸痛等临床症状的改善情况。

(3)观察患者有无右心功能不全的表现,如颈静脉怒张、下肢水肿等。

(4)监测患者的心电变化,警惕各类心律失常的出现。

五、健康指导

(一)疾病预防指导

(1)对存在发生深静脉血栓危险因素的人群,指导其避免增加血液淤滞的行为,如长时间保持坐位特别是坐时跷二郎腿、穿束膝长筒袜、长时间站立不活动等。

(2)对于卧床患者,鼓励其进行床上肢体活动,不能自主活动的患者需进行被动关节活动,病情允许时,需协助早期下地活动或走路。不能活动的患者将腿抬高至心脏以上水平,可促进下肢静脉血液回流。

(3)卧床患者可利用机械作用如穿加压弹力抗栓袜等促进下肢静脉血液回流。

(4)指导患者适当增加液体摄入,防止血液浓缩。由于高脂血症、糖尿病等疾病可导致血液高凝状态,故应指导患者积极治疗原发病。

(5)指导血栓形成高危患者遵医嘱服用抗凝剂防止血栓形成。

（二）病情监测指导

向患者介绍深静脉血栓形成和肺血栓栓塞症的表现。长时间卧床患者若出现一侧肢体疼痛、肿胀,应注意深静脉血栓形成发生的可能;在存在相关发病因素的情况下,突然出现胸痛、呼吸困难、咯血痰等表现时,应注意肺血栓栓塞症的可能性,需及时就诊。

第三节 肺 脓 肿

各种致病菌引起肺实质局限性感染和坏死、液化并有脓腔形成即为肺脓肿。广义上讲,它包括了结核性、真菌性、寄生虫性和细菌性脓腔,感染性肺大疱、肺囊肿和支气管扩张,肺梗死后肺脓肿,以及肺部肿瘤内坏死脓腔和肿瘤阻塞支气管远端发生的肺脓肿。狭义上讲,肺脓肿主要是指源于肺内化脓性感染而产生的脓肿。可能是外界的细菌经呼吸道侵入而引发的肺感染,如误吸,也可能是全身其他部位感染继发引起的肺感染,如脓毒血症或败血症所致肺部感染。

一、病因和发病机制

（一）吸入性肺脓肿

大多因意识障碍、吞咽障碍、气管插管或切开、鼻胃饲管患者或酗酒等情况下,误吸口咽部分泌物或胃内容物而引起。常为多种致病菌的混合感染,其中厌氧菌占 60%～80%,如消化链球菌、脆弱类杆菌等;其次为需氧菌或兼性厌氧菌,如金黄色葡萄球菌、肺炎链球菌、溶血型链球菌、克雷伯杆菌、大肠埃希菌和铜绿假单胞菌等。

（二）继发性肺脓肿

多继发于肺部慢性疾病,如支气管扩张、支气管囊肿、肺癌或结核空洞的继发感染。膈下脓肿、肾周围脓肿、脊柱旁脓肿均可溃破至肺形成肺脓肿。

（三）血源性肺脓肿

多见于皮肤、骨髓、腹腔或盆腔感染引起的脓毒血症,细菌或脓毒性栓子经血行播散至肺。

二、临床表现

急性肺脓肿多起病急骤,患者畏寒,高热,体温达 39～40 ℃,伴有精神萎靡、纳差、乏力等。咳嗽常见,咳黏液痰或黏液脓性痰。炎症累及胸膜可引起胸痛。病变范围较广时可出现气急。如感染不能及时控制,起病后第 10～14 天可突然咳出大量脓臭痰,每天可达 300～500 mL,体温下降,全身毒性症状亦随之减轻。臭痰多为厌氧菌感染所致。约 1/3 的患者有不同程度的咯血。肺脓肿破溃到胸膜腔,出现脓气胸,临床表现为突发性的胸痛、气急。慢性肺脓肿患者可有咳嗽、咳脓痰、反复发热和咯血等,并常有贫血、消瘦等消耗症状。血源性肺脓肿患者多先有原发病灶引起的畏寒、高热等全身脓毒血症的表现,经数天或数周后才出现咳嗽、咳痰,痰量不多,极少咯血。

体征与肺脓肿的大小和部位有关。病变较小或位于肺脏深部者,多无异常体征;病变较大,脓肿周围有大量炎症,叩诊呈浊音或实音,因气道不畅使呼吸减低,有时可闻及湿啰音;并发胸膜炎时,可闻及胸膜摩擦音或胸腔积液的体征。慢性肺脓肿常伴有杵状指(趾)。血源性肺脓肿体征大多阴性。

三、辅助检查

(一)周围血象

急性肺脓肿患者血白细胞计数明显升高,总数可高达$(20～30)×10^9/L$,中性粒细胞在 90% 以上,核左移,常有毒性颗粒。慢性患者血白细胞计数稍升高或正常,可有轻度贫血。

(二)影像学检查

1.X 线检查

吸入性肺脓肿在急性早期呈大片浓密模糊性阴影,边缘不清,分布在一个或数个肺段,与细菌性肺炎相似。脓肿形成后,大片浓密炎性阴影中出现圆形或不规则透亮区及液平面。在消散区,脓腔周围炎症逐渐吸收,脓腔缩小至消失,或最后残留少许纤维条索阴影。慢性肺脓肿脓腔壁增厚,内壁不规则,周围炎症略消散,伴纤维组织显著增生,并有程度不等的肺叶收缩,胸膜增厚。纵隔向患侧移位,健肺发生代偿性肺气肿。血源性肺脓肿在一侧或两侧肺边缘部见多发的、散在的小片状炎症阴影,或边缘整齐的球形病灶,其中可见脓腔及液平面或液化灶。炎症吸收后可呈现局灶性纤维化或小气囊。

2.CT 检查

表现为浓密球形病灶,其中有液化或呈类圆形的厚壁脓腔,脓腔内可出现液平面,脓腔内壁常呈不规则状,周围有模糊炎性影。伴脓胸者尚有患侧胸腔积液改变。

(三)病原学检查

肺脓肿的病原学检查方法大致分为非创伤性和创伤性检查两类。

1.非创伤性检查

非创伤性检查包括痰培养、血培养和胸腔积液培养。由于口腔中存在大量厌氧菌,重症或住院患者的口咽部也常有可引起肺脓肿的需氧或兼性厌氧菌如肺炎杆菌、铜绿假单胞菌、金黄色葡萄球菌等定植,所以咳痰用于肺脓肿的病原学诊断是不合适的。血培养是很好的无污染标本,尤其是血源性肺脓肿。但是,由于厌氧菌引起的菌血症较少,故血培养分离的细菌往往仅反映肺脓肿的部分病原体。在肺脓肿合并有脓胸的时候,胸腔积液是最佳的病原学检查标本。

2.有创伤性检查

有创伤性检查多用于重症、疑难病例或免疫抑制宿主的肺部感染,可避开上呼吸道直接在脓肿部位或引流的支气管内采样,包括经环甲膜穿刺气管吸引、经胸壁穿刺肺吸引、防污染样本毛刷、防污染支气管肺泡灌洗等方法。由于它们具有一定的创伤性,临床上应正确选用。在条件允许时,可考虑进行胸腔镜或开放性肺活检。

(四)支气管镜检查

除上诉病原学检查外,纤维支气管镜检查有助于发现某些引起支气管阻塞的病因,如气道异物或肿瘤,及时解除气道的阻塞,并同时行纤维支气管镜抽吸引流支气管内脓性分泌物。

四、护理措施

(一)环境要求

肺脓肿患者咳痰量大,常有厌氧菌感染,痰有臭味,因此,应定时开窗通风,维持室内空气清新,以消除病房内痰液的臭味,并注意保暖。

(二)休息与活动

高热、中毒症状明显者应卧床休息,毒血症状缓解后可以适当活动。

(三)饮食

鼓励患者多饮水,进食高热量、高蛋白、高纤维素等营养丰富的食物。

(四)卫生

肺脓肿患者高热时间长,唾液分泌少,口腔黏膜干燥,咳大量脓臭痰,利于细菌繁殖,易引起口腔炎症和黏膜溃疡,抗生素的大量使用,易引起菌群失调诱发真菌感染。宜在晨起、饭后、体位引流后及睡前漱口、刷牙,防止污染分泌物误吸入下呼吸道,做好口腔护理。

(五)病情观察

观察痰的颜色、性状、气味和静置后是否分层。准确记录 24 小时排痰量。当大量痰液排出时,要注意观察患者排痰是否通畅,咳嗽是否有力,避免脓痰窒息;当痰液减少时,要观察患者的中毒症状是否好转,如中毒症状严重,提示痰液引流不畅,要做好痰液引流,以保持呼吸道通畅;如发现血痰,应及时向医师报告,痰中血量较多时,应密切观察体温、脉搏、呼吸、血压及神志的变化。

(六)寒战、高热护理

1.观察病情

观察体温、脉搏、呼吸、血压变化情况,尤其是儿童、老年人、久病体弱者。

2.保暖

寒战时可用空调、热水袋、被褥保暖,用热水袋时避免烫伤;遵医嘱使用异丙嗪及地塞米松等抗过敏药物。

3.降温护理

高热时可物理降温,如乙醇擦浴,冰袋(冰帽)冰敷,或遵医嘱给小剂量退热药降温,在降温过程中注意观察患者体温和出汗情况,儿童注意防止惊厥,过度出汗应及时补充水分以防脱水。

4.及时补充营养及水分

发热时机体分解代谢增加,糖、脂肪、蛋白质大量消耗,患者消化吸收功能降低,宜给予高热量、易消化的流食或半流食。鼓励患者多饮水,失水明显或暂不能进食者遵医嘱静脉补液,不宜过快,尤其老年人和心脏疾病的患者,以防肺水肿。

5.口腔清洁

高热时唾液分泌减少,口腔黏膜干燥,同时机体抵抗力下降,易引起口腔干裂、口唇疱疹、口腔溃疡等,应在餐后、睡前进行口腔清洁,保持口腔湿润、舒适。

6.皮肤清洁

协助大量出汗的患者进行温水擦浴,及时更换衣服和被褥,并注意保持皮肤的清洁、干燥。

(七)咳嗽、咳痰的护理

肺脓肿患者通过咳嗽可以排出大量脓痰,因此,应鼓励患者进行有效的咳嗽,经常活动及变换体位,以利痰液的排出。嘱患者多饮水,使痰液稀释而易于排出,要注意观察痰液的颜色、性质、气味和静置后是否分层,准确记录 24 小时排痰量。如发现血痰,应及时向医师报告;痰中血量较多时.,应密切观察患者的病情变化,准备好抢救药物和用品;嘱患者取患侧卧位,头偏向一侧,警惕大咯血或窒息的发生,必要时于床旁准备负压吸引器。

(八)体位引流的护理

根据病变部位采取适当体位,原则上病变部位位于高处,引流支气管开口向下,有利于潴留的分泌物随重力作用流入大支气管和气管,进而排出。引流时间一般为每天 2～3 次,每次 15～20 分钟,宜在饭前进行,引流时辅以胸部叩击,指导患者进行有效咳嗽,以提高引流效果。引流过程中应注意病情变化,如面色苍白、发绀、心悸、呼吸困难等异常,应立即停止。引流完毕,擦净口周的痰液,给予漱口,并记录排出的痰量和性质,必要时送检。

(九)胸痛的护理

评估疼痛的部位、性质、程度等,患者胸痛常随呼吸、咳嗽而加重,可采取患侧卧位,或用多头带固定患侧胸廓减轻疼痛,必要时遵医嘱予止疼药。

(十)用药护理

遵医嘱使用抗生素、祛痰药、支气管扩张剂等药物,注意观察疗效及不良反应。

(十一)心理护理

部分患者由于口腔脓臭气味害怕与他人接近,应指导患者正确对待本病,协助患者进行口腔护理,减轻口腔臭味,同时主动询问和关心患者,使其敢说出内心感受,并积极进行疏导,鼓励其与人交往。及时向患者及家属介绍病情,解释各种症状和不适的原因,说明各项诊疗、护理措施操作的目的、操作程序和配合要点,增加患者治疗的依从性,帮助患者树立治愈疾病的信心,以促进患者早日康复。

五、健康指导

(1)指导患者多注意休息,生活要有规律,劳逸结合,应增加营养物质的摄入,提倡健康的生活方式,平日多饮水,戒烟、酒。保持环境整洁舒适,维持适宜的温度和湿度,要注意保暖,避免受凉。重视口腔护理,在晨起、饭后、体位引流后及睡前漱口、刷牙,防止污染分泌物误吸入下呼吸道。

(2)向患者及家属讲解肺脓肿的发生、发展、治疗、护理措施及预防知识,指导患者积极治疗原发病灶,如肺炎、皮肤疖、痈或肺外化脓性病变。不挤压疖肿,防止血源性肺脓肿的发生。

(3)指导患者练习深呼吸,鼓励患者以有效的咳嗽方式进行排痰,保持呼吸道通畅。指导患者及家属遵医嘱用药,向患者及家属讲解抗生素等药物的使用方式、不良反应、疗效及坚持疗程的重要性,提醒患者发现异常应及时就诊。

第四节　呼　吸　衰　竭

呼吸衰竭(respiratory failure,RF)简称呼衰,是由各种急、慢性疾病引起的呼吸功能严重损害,肺脏不能进行有效的气体交换,在海平面平静状态时呼吸即产生缺氧,可伴或不伴有二氧化碳潴留,而出现一系列病理生理变化和代谢紊乱的临床综合征。

一、分类

(一)根据病理生理和血气改变分类

1. Ⅰ型呼吸衰竭

仅有低氧血症的呼吸衰竭,由于肺实质、肺间质和肺血管疾病所致的肺换气功能障碍。

2. Ⅱ型呼吸衰竭

即高碳酸血症型呼吸衰竭,由于各种原因所致的肺通气功能障碍致肺泡通气功能不足,一般会伴有低氧血症,两者呈对应变化。

(二)根据病程分类

1. 急性呼吸衰竭

常在短时间内发生,患者既往常无呼吸道疾病,由于突发因素抑制呼吸或呼吸功能受到严重损害。

2.慢性呼吸衰竭

患者既往常有慢性呼吸道疾病,呼吸功能损害加重,在几天或更长时间后可发生呼吸衰竭,机体常有一定的代偿作用。

3.慢性呼吸衰竭急性发作

慢性呼吸衰竭患者常因其他原因在短时间内增加呼吸生理负担,导致原有代偿性呼吸衰竭的平衡被破坏,发生失代偿,出现严重缺氧、二氧化碳潴留等临床表现,也称失代偿性慢性呼吸衰竭。

二、病因

(一)中枢系统病变

脑部的病理性损害或药物、代谢异常均可抑制呼吸中枢,引起通气功能下降,导致Ⅱ型呼吸衰竭。

(二)周围神经系统病变及胸廓呼吸肌病变

多种周围神经病变、神经肌肉接头病变、胸廓形态异常及呼吸肌运动异常都可能导致通气下降,致Ⅱ型呼吸衰竭。

(三)呼吸道病变

严重的上呼吸道或下呼吸道阻塞性病变是急慢性高碳酸血症型呼吸衰竭最常见的原因。

(四)肺组织病变

广泛的肺实质、肺间质及肺血管病变均可影响肺的换气功能,导致缺氧和$PaCO_2$降低。

三、临床表现

除原发病表现外,主要表现为缺氧、二氧化碳潴留对机体的影响。

(一)呼吸困难

患者感呼吸费力,随缺氧加重而加重。

(二)发绀

发绀是缺氧的典型体征。

(三)精神神经症状

(1)低氧血症时出现注意力不集中,重度缺氧则出现烦躁不安、神志恍惚、谵妄及昏迷,慢性缺氧多有智力或定向功能障碍。

（2）高碳酸血症发生前常先出现中枢抑制前的兴奋状态,如失眠、烦躁等,继而出现"CO_2麻醉",即高碳酸血症,表现为神志淡漠、昏睡,甚至昏迷。

(四)血液循环系统症状

缺氧和高碳酸血症可刺激心脏,使心率加快,血压升高,冠状动脉血流量增加,肺循环血管收缩引起肺动脉高压,可因右心衰竭出现体循环淤血征象。高碳酸血症使外周体表静脉充盈,皮肤红润、温暖多汗。脑血管扩张,血流量增加,产生搏动性头痛,球结膜充血水肿。

(五)消化和泌尿系统症状

缺氧可直接损害肝细胞,使谷丙转氨酶上升,缺氧纠正后,肝功能也较快恢复。严重动脉血氧减低时,肾血流量减少,肾功能受损害,可见少尿、蛋白尿,血中非蛋白氮和肌酐增加。重度缺氧和高碳酸血症还可致上消化道出血、应激性溃疡等。

(六)对酸碱平衡和电解质的影响

严重缺氧和二氧化碳潴留均可导致无氧代谢的增加,细胞内外离子的分布异常及肾脏代偿的发生,从而导致酸碱失衡和电解质紊乱。

四、辅助检查

(一)动脉血气分析

呼吸衰竭的诊断主要依靠动脉血气分析,静息状态吸空气时 $PaO_2 < 8.0$ kPa (60 mmHg),动脉血 $PaCO_2 > 6.7$ kPa(50 mmHg)为Ⅱ型呼吸衰竭,单纯动脉血氧分压降低则为Ⅰ型呼吸衰竭。

(二)胸部 X 线、CT 检查

肺源性,例如肺炎导致的呼吸衰竭可有相应疾病导致的肺部影像学改变;非肺源性因素导致的呼吸衰竭,其肺部影像学改变不甚明显,可有不典型的肺间质改变、渗出增多等。

(三)肺功能检测

可通过肺功能检测来判断通气功能障碍的性质及是否合并换气功能障碍,并对通气和换气功能障碍的严重程度进行判断。

五、护理措施

(一)一般护理

（1）执行内科一般护理常规。

（2）急性呼吸衰竭患者绝对卧床,充分保证患者休息。慢性呼吸衰竭患者能代偿时可下地活动。

（3）保持呼吸道通畅:鼓励患者咳嗽、咳痰,更换体位,多饮水;危重患者定时翻身、拍背,帮助排痰,如建立人工气道者,应加强气道管理,适时吸痰;意识清楚者可遵医嘱雾化吸入。

（4）遵医嘱合理氧疗:Ⅰ型呼吸衰竭患者给予较高浓度氧（＞35％）,使 PaO_2 迅速升至 8.0～10.7 kPa(60～80 mmHg),或血氧饱和度＞90％;Ⅱ型呼吸衰竭患者给予低浓度（＜35％）持续吸氧,使 PaO_2 控制在 8.0 kPa(60 mmHg),或血氧饱和度在 90％左右或略高。用氧过程中观察患者意识、发绀程度、尿量、呼吸、心率等变化。如意识清楚、发绀减轻、尿量增多、心率减慢、呼吸正常、皮肤变暖,提示氧疗有效;如意识障碍加深或呼吸过度表浅、缓慢,提示二氧化碳潴留加重。

（二）饮食护理

鼓励患者进食营养丰富、高蛋白、高热量、高维生素、易消化食物,少量多餐,多吃新鲜水果、蔬菜,多饮水,增加纤维素,控制糖类,预防便秘引起的呼吸困难;不能进食者鼻饲饮食。

（三）用药护理

（1）使用呼吸兴奋剂时,保持呼吸道通畅,输入速度严格遵医嘱,不宜过快,用药后注意呼吸频率、幅度、意识及动脉血气分析变化,以便调节剂量,如出现恶心、呕吐、烦躁、面肌抽搐,及时通知医师。

（2）应用糖皮质激素患者警惕细菌和真菌感染,定期检查口腔黏膜有无真菌感染并给予相应处理。

（3）抗生素治疗时,为保证疗效,应在要求的时间内滴入一定浓度的药液。

（4）应用茶碱类药物时,注意速度不宜过快,浓度不宜过高,密切观察患者是否出现恶心、呕吐、心律失常,甚至心室颤动等不良反应。

（5）禁用对呼吸有抑制作用的药物,如吗啡;烦躁不安、夜间失眠患者,慎用镇静剂,以免引起呼吸抑制。

（四）并发症护理

1.肺性脑病

早期表现为烦躁不安、答非所问、嗜睡,进而出现意识模糊、昏迷、大小便失禁等。密切观察生命体征、意识、皮肤黏膜、球结膜、尿量变化;危重患者取半卧位,定时翻身、拍背,协助排痰,备好吸痰器和抢救物品;建立人工气道者,做好人工气道护理。

2.消化道出血

观察呕吐物及粪便颜色、性状,判断有无消化道出血。如发现有消化道出血,应及时通知医师,采取相应措施。

(五)病情观察

(1)密切观察患者呼吸频率、节律及深度的变化,使用辅助呼吸机呼吸情况,呼吸困难程度等。

(2)监测缺氧及二氧化碳潴留情况,如发绀、球结膜水肿等有无改善。

(3)监测心率、心律及血压等有无改善,必要时进行血流动力学监测。

(4)观察患者意识及神经精神症状,如有异常及时通知医师。

(5)监测动脉血气分析和生化检查结果,了解有无电解质紊乱和酸碱平衡失调。

(6)观察、记录每小时尿量及液体出入平衡情况。

六、健康指导

(1)疾病知识指导:向患者及家属讲解疾病的发生、发展和转归,根据患者的具体情况指导患者制订合理的活动与休息计划,教会患者避免氧耗量较大的活动,并在活动过程中增加休息。使用气雾剂并教会患者其正确使用方法。

(2)教会患者有效呼吸和咳嗽、咳痰技术,提高患者的自我护理能力,延缓肺功能恶化;指导并教会患者及家属合理家庭氧疗的方法及注意事项。

(3)用药指导:告知患者药物名称、剂量、用法和注意事项。

(4)饮食采取少量多餐,进食高蛋白、高维生素、易消化软食。

(5)劝告患者戒烟,加强营养,提高机体抵抗力,积极预防上呼吸道感染和刺激呼吸道的因素,如有感冒、咳嗽加剧、痰液增多等,及时就医,以免加重病情。

(6)注意保暖,季节交替和流感季节减少外出,少去公共场合。

第 五 章

消化内科护理

第一节 急 性 胃 炎

急性胃炎是由多种病因引起的急性胃黏膜炎症,内镜检查可见胃黏膜充血、水肿、出血、糜烂及浅表溃疡等一过性病变。临床上以急性糜烂出血性胃炎最常见。

一、病因与发病机制

(一)药物

最常引起胃黏膜炎症的药物是非甾体抗炎药,如阿司匹林、吲哚美辛等,可破坏胃黏膜上皮层,引起黏膜糜烂。

(二)急性应激

严重的重要脏器衰竭、严重创伤、大手术、大面积烧伤、休克甚至精神心理因素等引起的急性应激,导致胃黏膜屏障破坏和 H^+ 弥散进入黏膜,引起胃黏膜糜烂和出血。

(三)其他

乙醇具有亲脂性和溶脂能力,高浓度乙醇可直接破坏胃黏膜屏障。某些急性细菌或病毒感染、胆汁和胰液反流、胃内异物以及肿瘤放疗后的物理性损伤,可造成胃黏膜损伤,引起上皮细胞损害、黏膜出血和糜烂。

二、临床表现

(一)症状

轻者大多无明显症状;有症状者主要表现为非特异性消化不良。上消化道出血是该病突出的临床表现。

（二）体征

上腹部可有不同程度的压痛。

三、辅助检查

（一）实验室检查

大便潜血试验呈阳性。

（二）内镜检查

纤维胃镜检查是诊断的主要依据。

四、治疗

治疗原则是去除致病因素和积极治疗原发病。药物引起者，立即停药。急性应激者，在积极治疗原发病的同时，给予抑制胃酸分泌的药物。发生上消化道大出血时，按上消化道出血处理。

五、护理措施

（一）休息与活动

注意休息，减少活动。急性应激致病者应卧床休息。

（二）饮食护理

定时、规律进食，少食多餐，避免辛辣刺激性食物。

（三）用药指导

指导患者遵医嘱服药，慎用或禁用对胃黏膜有刺激作用的药物，并指导患者正确服用抑酸剂、胃黏膜保护剂等药物。

第二节　慢　性　胃　炎

慢性胃炎是由各种病因引起的胃黏膜慢性炎症。其发病率在各种胃病中居首位。

一、病因

（一）幽门螺杆菌感染

幽门螺杆菌感染被认为是慢性胃炎最主要的病因。

(二)饮食和环境因素

慢性胃炎的发生与饮食中高盐和缺乏新鲜蔬菜、水果有关。幽门螺杆菌可增加胃黏膜对环境因素损害的易感性。

(三)物理及化学因素

物理及化学因素可削弱胃黏膜的屏障功能,使其易受胃酸-胃蛋白酶的损害。

(四)自身免疫

由于壁细胞受损,机体产生壁细胞抗体和内因子抗体,使胃酸分泌减少乃至缺失,还可影响维生素 B_{12} 吸收,导致恶性贫血。

(五)其他因素

慢性胃炎与年龄有关。

二、临床表现

(一)症状

$70\% \sim 80\%$ 的患者可无任何症状,部分患者表现为非特异性的消化不良,症状常与进食或食物种类有关。

(二)体征

多不明显,有时上腹部有轻压痛。

三、辅助检查

(一)实验室检查

胃酸分泌正常或偏低。

(二)幽门螺杆菌检测

可通过侵入性和非侵入性方法检测。

(三)胃镜及胃黏膜活组织检查

胃镜及胃黏膜活组织检查是诊断慢性胃炎最可靠的方法。

四、治疗

治疗原则是消除病因、缓解症状、控制感染、防治癌前病变。

(一)根除幽门螺杆菌感染

对幽门螺杆菌感染引起的慢性胃炎,尤其在活动期,目前多采用三联疗法,

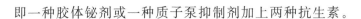

即一种胶体铋剂或一种质子泵抑制剂加上两种抗生素。

(二)根据病因给予相应处理

若因非甾体抗炎药引起,应停药并给予抑酸剂或硫糖铝;若因胆汁反流引起,可用氢氧化铝凝胶来吸附,或予以硫糖铝及胃动力药物以中和胆盐,防止反流。

(三)对症处理

有胃动力学改变者,可服用多潘立酮、西沙必利等;自身免疫性胃炎伴有恶性贫血者,遵医嘱肌内注射维生素 B_{12}。

五、护理措施

(一)一般护理

1.休息与活动

急性发作或伴有消化道出血时,应卧床休息,并可用转移注意力、做深呼吸等方法来减轻焦虑、缓解疼痛。病情缓解时,进行适当的运动和锻炼,注意避免过度劳累。

2.饮食护理

应进食高热量、高蛋白、高维生素及易消化的食物,宜定时定量、少食多餐、细嚼慢咽,避免摄入过咸、过甜、过冷、过热及辛辣刺激性食物。

(二)病情观察

观察患者消化不良症状,腹痛的部位以及性质,呕吐物和粪便的颜色、量及性状等,用药前后患者的反应。

(三)用药护理

注意观察药物的疗效及不良反应。

1.刺激胃黏膜的药物

慎用或禁用阿司匹林、吲哚美辛等刺激胃黏膜的药物。

2.胶体铋剂

枸橼酸铋钾宜在餐前半小时用吸管吸入服用。部分患者服药后出现便秘和大便呈黑色,停药后可自行消失。

3.抗菌药物

服用阿莫西林前应询问患者有无青霉素过敏史,应用过程中注意有无迟发性变态反应。甲硝唑可引起恶心、呕吐等胃肠道反应。

(四)症状、体征的护理

腹部疼痛或不适者,避免精神紧张,采取转移注意力、做深呼吸等方法缓解疼痛;或用热水袋热敷胃部,以解除痉挛,减轻腹痛。

六、健康指导

(一)疾病知识指导

向患者及家属介绍本病的相关病因和预后,避免诱发因素。

(二)饮食指导

指导患者注意饮食卫生和营养,规律饮食。

(三)生活方式指导

指导患者保持良好的心态,生活规律,合理安排工作和休息时间,劳逸结合。

(四)用药指导

指导患者遵医嘱服药,如有异常及时就诊,定期门诊复查。

第三节 消化性溃疡

消化性溃疡是指主要发生在胃和十二指肠的慢性溃疡,即胃溃疡(gastric ulcer,GU)和十二指肠溃疡(duodenal ulcer,DU)。胃酸/胃蛋白酶对黏膜的消化作用是溃疡形成的基本因素,临床表现特点为慢性过程、周期性发作、节律性上腹部疼痛。

一、病因与发病机制

(一)病因

1.幽门螺杆菌感染
幽门螺杆菌感染是引起消化性溃疡的重要因素。

2.非甾体抗炎药
非甾体抗炎药的使用是引起消化性溃疡的另一个常见原因。

3.胃酸和胃蛋白酶
消化性溃疡的形成最终是由胃酸-胃蛋白酶自身消化所致。

4.胃黏膜保护作用减弱

吸烟、药物以及咖啡、烈酒、辛辣食物均可破坏胃黏膜屏障而致溃疡。

5.胃十二指肠运动异常

胃排空快、胃排空延缓或十二指肠-胃反流等。

6.遗传作用

消化性溃疡的发生具有明显的遗传倾向。

7.应激及精神因素

急性应激和精神刺激可引起应激性溃疡。

8.其他

某些解热镇痛药、抗癌药均可致溃疡,此外,环境因素、季节、吸烟、辛辣食物、不良生活习惯与消化性溃疡的发生也有一定的关系。

(二)发病机制

1.幽门螺杆菌感染

幽门螺杆菌感染致使胃酸分泌增加、黏膜屏障削弱或破坏,导致溃疡发生。

2.胃酸和胃蛋白酶的作用机制

消化性溃疡的最终形成是由于胃酸-胃蛋白酶对黏膜的自身消化所致。胃酸的存在是发生溃疡的决定因素。

3.其他

非甾体抗炎药损伤胃十二指肠黏膜主要通过抑制前列腺素合成,削弱其对黏膜的保护作用。应激和心理因素通过影响神经干扰胃十二指肠的分泌、运动和黏膜血流。吸烟能增加胃酸分泌、降低幽门括约肌张力和影响胃黏膜前列腺素合成。

二、临床表现

本病具有慢性过程、周期性发作与节律性上腹部疼痛3个特点,其临床表现如下。

(一)症状

1.腹痛

疼痛是溃疡病的突出症状,可为隐痛、钝痛、胀痛、烧灼痛甚至剧痛,或呈现饥饿样不适感。具有以下特点。

(1)长期性:慢性过程呈反复发作,病史可达几年甚至十几年。

(2)周期性:发作期和缓解期相互交替,发作有季节性,多在秋冬、冬春之交发病。

（3）节律性：多数患者疼痛具有典型的节律性，胃溃疡和十二指肠溃疡上腹痛特点的比较见表5-1。

表 5-1　胃溃疡和十二指肠溃疡上腹痛特点的比较

比较项目	胃溃疡	十二指肠溃疡
疼痛部位	中上腹或剑突下偏左	中上腹或中上腹偏右
疼痛时间	常在餐后 0.5～1 小时发生，持续 1～2 小时后缓解	常在两餐之间，至下次进餐或服用抗酸剂后缓解。也可于睡前或半夜出现，称"空腹痛"或"午夜痛"
疼痛节律	进食-疼痛-缓解	疼痛-进食-缓解

（4）疼痛常因精神刺激、过度疲劳、饮食不慎、药物影响、气候变化等因素诱发或加重。

2.其他

消化性溃疡还可有胃灼热感、反酸、嗳气、恶心、呕吐等胃肠道症状，以及失眠、多汗、脉缓等自主神经功能失调表现。胃溃疡因疼痛而影响进食，长期食物摄入不足可导致消瘦、贫血。十二指肠溃疡患者常因进食可缓解疼痛而频繁进食，体重增加，但有慢性出血者亦可引起缺铁性贫血。

（二）体征

溃疡活动期剑突下可有一固定而局限的压痛点，缓解时无明显体征。

（三）特殊类型的消化性溃疡

（1）无症状性溃疡。

（2）老年人消化性溃疡。

（3）复合型溃疡。

（4）幽门管溃疡。

（四）并发症

1.出血

最常见的并发症，表现为呕血和（或）黑便。

2.穿孔

以急性穿孔最常见，也是消化性溃疡最严重的并发症，常于饮食过饱和饭后剧烈运动时发生。饮酒、劳累、服用非甾体抗炎药等可诱发急性穿孔，主要表现为突发的剧烈腹痛，大汗淋漓，烦躁不安，部分患者出现休克。

3.幽门梗阻

临床表现为餐后加重的上腹胀痛,频繁大量呕吐,呕吐物为有酸腐味的宿食,呕吐后腹部症状减轻。胃蠕动波、空腹振水音以及空腹抽出胃液>200 mL为幽门梗阻的特征性表现。

4.癌变

少数胃溃疡可发生癌变。

三、辅助检查

(一)胃镜和胃黏膜活组织检查

胃镜和胃黏膜活组织检查是确诊消化性溃疡的首选方法。

(二)X 线钡餐检查

龛影是消化性溃疡的 X 线直接征象,有确诊价值。

(三)粪便潜血试验

粪便潜血试验持续阳性提示溃疡处于活动期。

(四)幽门螺杆菌检测

幽门螺杆菌检测是消化性溃疡的常规检测项目,可作为根除治疗后复查的首选方法。

四、治疗

治疗目的是消除病因、缓解症状、促进溃疡愈合、防止复发和防治并发症。治疗原则为整体与局部治疗相结合、药物与非药物治疗相结合、内科与外科治疗相结合。

(一)一般治疗

生活规律,劳逸结合,避免过度劳累和精神紧张;定时进餐,避免辛辣、高盐、刺激性食物以及浓茶、咖啡等饮料;戒烟、戒酒,避免服用非甾体抗炎药。

(二)药物治疗

1.降低胃酸

常用抗酸药和抑制胃酸分泌药物。抗酸药主要为碱性抗酸药如氢氧化铝等;抑制胃酸分泌药物主要为 H_2 受体拮抗剂和质子泵抑制剂两类,H_2 受体拮抗剂常用西咪替丁、雷尼替丁等,质子泵抑制剂常用奥美拉唑、泮托拉唑等,质子泵抑制剂作用比 H_2 受体拮抗剂更强、更持久。

2.根除幽门螺杆菌治疗

目前推荐根除幽门螺杆菌三联疗法,即采用胶体秘剂或一种质子泵抑制剂加两种抗生素(如克拉霉素、阿莫西林、甲硝唑等)的三联治疗方案。

3.保护胃黏膜治疗

常用硫糖铝和枸橼酸铋钾等胃黏膜保护剂。

(三)并发症治疗

相关并发症也要对症治疗。

五、护理措施

本病的重点护理措施是合理休息与饮食,严密观察病情变化,预防并发症的发生。

(一)一般护理

1.休息与活动

溃疡活动期、症状较重或有并发症者,卧床休息1~2周。溃疡缓解期,鼓励患者规律生活,适当活动,劳逸结合,以不感到劳累和诱发疼痛为原则;避免诱发因素。

2.饮食护理

(1)急性发作期要给予温凉、清淡易于消化且含蛋白质、糖类、维生素较高的半流质饮食或软食,少食多餐,每天进食4~5次,此期应严格限制对胃黏膜有机械性刺激的食物和有化学刺激性的食物及药物,限制高脂食物摄入。

(2)恢复期应以清淡和无刺激性的易消化饮食为主,原则是定时定量、细嚼慢咽、少食多餐,每天进食5~6次,可适当增加蛋白质、糖、脂肪和食盐的摄入量。

(二)病情观察

观察疼痛的规律及特点;监测生命体征及腹部体征;及时发现和处理并发症。

(三)疼痛护理

(1)了解疼痛特点,指导缓解疼痛的方法,如十二指肠溃疡为空腹痛或午夜痛,可准备碱性食物(如苏打饼干)在疼痛前进食或遵医嘱服用抗酸药物防止疼痛发生。

(2)采用局部热敷或针灸镇痛。

（3）帮助患者认识和去除病因，服用非甾体抗炎药者，病情允许应停药，嘱患者合理饮食，戒烟戒酒。

（4）指导患者采取转移注意力、看报、听轻音乐、精神放松法、呼吸控制训练法、气功松弛法等放松技术，消除紧张感，减轻疼痛。

（四）用药护理

遵医嘱用药，注意观察药效及不良反应。

1.抗酸药

如氢氧化铝凝胶等，应在饭后 1 小时和睡前服用。片剂应嚼服，乳剂使用前应充分摇匀。抗酸药与奶制品应避免同时服用；不可与酸性食物及饮料同服。氢氧化铝凝胶能引起食欲缺乏、软弱无力等症状，严重者可致骨质疏松，甚至造成肾损害。服用镁制剂则易引起腹泻。

2.H_2受体拮抗剂

此类药物应在餐中或餐后即刻服用，或将 1 天剂量在睡前顿服。若需同时服用抗酸药，则两药应间隔 1 小时以上；若静脉给药，应注意控制速度，速度过快可引起低血压和心律失常。西咪替丁有轻度抗雄性激素作用，停药后症状即可消失。用药期间应监测肾功能，孕妇和哺乳期妇女禁用。

3.质子泵抑制剂

奥美拉唑用药初期可引起头晕，应嘱患者避免开车或做其他必须高度集中注意力的工作。此外，奥美拉唑与地西泮、苯妥英钠等药物联合使用时，需防止药物蓄积中毒。兰索拉唑、泮托拉唑的不良反应较少。埃索美拉唑不良反应亦较少见，静脉滴注时，只能溶于 0.9％氯化钠溶液中使用。

4.其他药物

硫糖铝片宜在进餐前 1 小时服用，可有便秘、口干、皮疹、眩晕、嗜睡等不良反应，不能与多酶片同服。

（五）健康指导

1.疾病知识指导

向患者及家属介绍消化性溃疡发病的原因、加重因素及常见并发症的表现和特点，帮助他们了解病情，解除思想顾虑。

2.生活指导

指导患者养成良好的生活方式，规律生活，劳逸结合，合理作息，保证充足睡眠，避免过度紧张劳累，戒除烟酒，选择合适的锻炼方式，提高机体免疫力。

3.饮食指导

建立合理的饮食结构,规律进食,少食多餐,避免摄入粗纤维食物及辛辣等刺激性饮料;饮食不宜过酸、过甜、过咸,烹调方法以蒸、煮、炖、烩为主。

4.用药指导

指导患者按医嘱正确服药,学会观察药效及不良反应,不得擅自停药或减量,防止溃疡复发。慎用或勿用致溃疡加重的药物。

5.定时复诊。

根据医嘱定时去门诊复查。

第四节　肝　硬　化

肝硬化是一种常见的由不同原因引起的慢性、进行性、弥漫性肝病,是各种慢性肝病发展的晚期阶段。临床上以肝功能损害和门静脉高压为主要表现,晚期常出现上消化道出血、肝性脑病、继发感染等严重并发症。

一、病因与发病机制

(一)病因

引起肝硬化的病因很多,我国以病毒性肝炎为主,国外以慢性酒精中毒多见。其他原因有药物或化学毒物、胆汁淤积、循环障碍、代谢障碍、营养障碍、免疫紊乱、日本血吸虫病等,部分病例发病原因难以确定。

(二)发病机制

主要特征为广泛肝细胞变性坏死,结节性再生,且有结缔组织弥漫性增生及假小叶形成,导致肝内血管扭曲、受压甚至闭塞,血管床缩小,血液循环障碍。严重的肝内循环障碍一方面可加重肝细胞营养障碍,促使肝硬化病变进一步加重;另一方面也形成了门静脉高压的病理基础。门静脉压力升高、血浆胶体渗透压下降、有效循环血容量不足等因素导致机体水、钠潴留而形成肝硬化、腹水。

二、临床表现

肝硬化起病隐匿,病程缓慢,潜伏期可达3～5年或更长,临床上分为肝功能代偿期和失代偿期,但两期的界限有时难以区分。

(一)代偿期

患者症状较轻,缺乏特异性,早期以乏力、食欲缺乏为主要症状,可伴有恶心、厌油腻、腹胀、上腹不适及腹泻等。患者营养状况一般或消瘦。肝脏轻度肿大,质偏硬,可有轻度压痛;脾脏轻、中度肿大,肝功能正常或轻度异常。

(二)失代偿期

主要为肝功能减退和门静脉高压两类临床表现。

1.肝功能减退的表现

(1)全身症状:一般状况与营养状况均较差,消瘦、乏力、贫血、精神不振。

(2)消化道症状:食欲缺乏为最常见的症状,甚至出现畏食。

(3)出血倾向和贫血:常有鼻出血、牙龈出血、皮肤紫癜和胃肠出血等倾向。2/3的患者有轻、中度贫血,主要为正细胞正色素性贫血。

(4)内分泌紊乱:雌激素与雄激素比例失调,部分患者出现肝掌、蜘蛛痣。

2.门静脉高压症的表现

脾大、侧支循环的建立和开放、腹水是门静脉高压症的三大临床表现。

(1)脾大、脾功能亢进:脾脏淤血致轻、中度肿大,晚期常伴有脾功能亢进。

(2)侧支循环的建立和开放:门静脉系统许多部位与腔静脉之间建立侧支循环并开放,其中最重要的三支为食管-胃底静脉曲张、腹壁静脉曲张、痔静脉扩张。

(3)腹水:是肝硬化失代偿期最突出的临床表现。

3.并发症

(1)上消化道出血:是常见的并发症,多突然发生呕血或黑便,病死率高。

(2)肝性脑病:为晚期肝硬化最严重的并发症,亦为最常见的死亡原因,是一种由严重肝病引起的、以代谢紊乱为基础的中枢神经系统功能失调综合征。其主要临床表现是意识障碍、行为异常或昏迷,按照意识障碍程度、神经系统表现及脑电图改变将肝性脑病分为一期(前驱期)、二期(昏迷前期)、三期(昏睡期)和四期(昏迷期)。

(3)感染:易并发肺炎、胆道感染、大肠埃希菌败血症、自发性腹膜炎等。

(4)原发性肝癌。

(5)功能性肾衰竭:又称肝肾综合征,肾衰竭但肾脏无重要病理改变。

(6)电解质和酸碱平衡紊乱:低钠、低钾、低氯血症与代谢性碱中毒等。

三、辅助检查

(一)实验室检查

失代偿期血常规、肝功能、免疫功能等出现异常。腹水检查多为漏出液。病毒性肝炎所致的肝硬化,其肝炎病毒标记物多呈阳性。

(二)影像学检查

1.食管、胃肠钡餐检查

显示的充盈缺损可提示食管-胃底静脉曲张。

2.B型超声

可提示肝硬化。

3.CT、MRI检查

CT对肝硬化合并原发性肝癌的诊断价值高于B超,当诊断仍有疑问时,可配合MRI检查。

4.血管造影检查

腹腔动脉造影的静脉相或直接肝静脉造影,可使门静脉系统和肝静脉显影,以确定静脉受阻部位及侧支回流情况。

(三)内镜检查

纤维胃镜可确定有无食管-胃底静脉曲张,判断出血部位和病因,并进行止血治疗。腹腔镜检查可直接观察肝、脾等改变,还可对病变明显处做穿刺活组织检查。

四、护理措施

本病的重点护理措施是指导患者合理休息与饮食,严密观察病情变化,预防并发症的发生。

(一)一般护理

1.休息与活动

代偿期患者应减少活动量,可参加轻体力劳动;失代偿期患者应以卧床休息为主,可适当活动。

2.饮食护理

饮食原则为高热量、高蛋白、高维生素、低脂肪、易消化饮食,但应根据病情变化而及时更改。

(1)热量来源以碳水化合物为主,每天8~133 kJ热量。

（2）蛋白质应保证其摄入量在 1～1.5 g/(kg·d)，以鸡蛋、牛奶、鱼、鸡肉、猪瘦肉为主。肝功能严重受损及分流术术后患者，应限制蛋白质及含氮食物的摄入，病情好转后可逐渐增加蛋白质摄入量，但应以植物蛋白为主。

（3）有食管-胃底静脉曲张者，应进无渣饮食，食物应以软食、菜泥、肉末、汤类为主，禁食坚硬、粗糙、带刺及辛辣煎炸食物，药物应磨成粉末，进食时应细嚼慢咽，告诫患者戒烟酒。

（4）腹水患者限制水、钠的摄入。

（5）指导患者养成规律进食的习惯，少食多餐。

（6）增加摄入。

（7）常评估者饮食和营养状况。

（二）病情观察

准确记录 24 小时液体出入量，定期测腹围和体重，观察腹水和下肢水肿消长情况。密切监测血清电解质和酸碱变化。注意有无呕血、黑便，有无精神异常，有无腹痛、腹胀、发热及短期内腹水迅速增加，有无少尿、无尿等表现，及时发现并发症。

（三）用药护理

应用利尿剂时，利尿速度不宜过快，每天体重减轻以不超过 0.5 kg 为宜，注意保持水、电解质和酸碱平衡。服用秋水仙碱时，应注意胃肠道反应和粒细胞减少等不良反应。指导患者遵医嘱用药，避免用药不当加重肝功能损害。

（四）腹水患者的护理

限钠饮食和卧床休息是腹水治疗的基础。

1.体位

轻度腹水尽量取平卧位，大量腹水患者取半卧位，同时应避免腹内压突然剧增的因素，如剧烈咳嗽、打喷嚏、便秘等。可指导患者抬高下肢以减轻水肿；阴囊水肿者可用托带托起阴囊，以利于水肿消退。

2.限制钠、水摄入

钠摄入量限制在 60～90 mmol/d（相当于食盐 1.5～2 g/d）；进水量限制在 1 000 mL/d左右。嘱患者少食咸肉、酱菜、酱油等高钠食物。

3.定期监测腹围和体重

每天测腹围 1 次，每周测体重 1 次。腹围测定部位做标记，注意每次在同一时间、采取同一体位、在相同部位测量。

4.协助腹腔穿刺放积液或积液浓缩回输

对大量腹水引起呼吸困难、心悸且利尿效果不佳者,可酌情放积液和积液浓缩回输,后者可减少蛋白质丢失。术前告知患者注意事项,取得患者配合,测量生命体征、腹围,并嘱患者排尿以免损伤膀胱;术中注意观察有无不良反应;术毕观察患者生命体征、腹水量、性质和颜色,保持穿刺局部清洁、干燥,可用腹带束缚降低腹腔压力,标本及时送检,做好记录。

(五)并发症的观察与护理

1.上消化道出血

大出血时立即建立静脉通道。配合医师迅速准确地实施输血、输液、各种止血治疗及用药等抢救措施,并观察治疗效果及不良反应。输液开始宜快,必要时测定中心静脉压作为调整输液量和速度的依据。避免因输液、输血过多、过快而引起急性肺水肿,对老年患者和心肺功能不全者尤应注意。肝病患者忌用吗啡、巴比妥类药物,宜输新鲜血,因为库存血含氨量高,易诱发肝性脑病。准备好急救用品和药物。

2.肝性脑病

避免肝性脑病的诱因,如上消化道出血、高蛋白饮食、感染、便秘、应用麻醉剂、镇静催眠药及手术等;禁用肥皂水灌肠,可用生理盐水或弱酸性溶液(如食醋 $1\sim2$ mL 加入生理盐水 100 mL),使肠道 pH 保持酸性;遵医嘱口服肠道抗生素,如新霉素或卡那霉素,以抑制肠道细菌繁殖,减少氨的产生;按医嘱补充富含支链氨基酸的制剂或溶液,以纠正支链/芳香族氨基酸比例失调;限制蛋白质摄入,以减少血氨的来源;便秘者予以口服乳果糖,促使肠道内氨的排出;密切观察患者意识及行为改变,发现嗜睡、精神欣快、行为反常及血氨升高等征象及时报告医师处理。

3.肝肾综合征

密切观察患者尿量变化,定期监测血钠。

4.电解质及酸碱失衡

动态监测血电解质及血气分析,并按医嘱补充电解质溶液等。

(六)皮肤护理

保持床铺干燥、平整。指导和协助患者定时变换体位,保护皮肤完整,可用气垫床缓解局部皮肤压力,预防压疮的发生。沐浴时水温不宜过高,不使用刺激性的沐浴液,沐浴后使用柔和的润肤品。黄疸患者皮肤瘙痒时,外用炉甘石洗剂

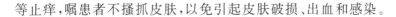

等止痒,嘱患者不搔抓皮肤,以免引起皮肤破损、出血和感染。

(七)心理护理

患者可表现出焦虑、悲观、绝望等消极心理反应,护士应鼓励患者说出其内心感受和忧虑,给予精神上的安慰和支持。详细解释疾病有关知识,使患者有充分的思想准备,提高其心理安全感。引导患者家属关心、支持患者。对表现出严重焦虑和抑郁的患者,应加强巡视并及时进行干预,以免发生意外。

五、健康指导

(一)疾病知识指导

应帮助患者和家属掌握本病的病因与诱因、临床表现和自我护理方法,指导患者积极治疗病毒性肝炎以防止肝硬化发生。告知患者上消化道出血的常见诱因及预防措施,注意合理饮食,避免干硬、粗糙及刺激性食物和损害肝脏的药物。避免引起腹压升高的因素,如咳嗽、打喷嚏、用力大便、提举重物等。教会患者及家属细心观察,早期识别肝性脑病、上消化道大出血等并发症的先兆表现,以便及早就医治疗。

(二)生活指导

适当休息,避免过劳。指导患者保持乐观、稳定的心理状态,保证足够的休息和睡眠,生活起居有规律。指导家属给予患者精神支持和生活照顾。切实遵循饮食治疗的原则和计划,严格限制饮酒和吸烟,少食粗糙食物并防止便秘。

(三)用药指导

遵医嘱用药,教会其观察药物疗效和不良反应。

(四)注意自身防护

注意保暖和个人卫生,预防感染;用软毛牙刷刷牙,避免牙龈出血;拔输液针头后延长按压时间;防外伤等。指导患者做好皮肤保护,沐浴时应避免水温过高,勿用有刺激性的护肤品;皮肤瘙痒者,勿用手抓挠,以免皮肤破损。告知患者出血后的基本处理方法。

(五)定时复诊

详细告知患者定时复诊的时间及重要性,以及大出血等紧急就诊时的途径及方法。

第五节 急性胰腺炎

急性胰腺炎是指多种病因引起的胰酶激活,继以胰腺局部炎症反应为主要特征,伴或不伴有其他器官功能改变的疾病。临床以急性上腹痛及血淀粉酶或脂肪酶升高为特点。急性胰腺炎是临床常见急症,发病率逐年增高,病变轻重不等,轻症临床多见,预后好;少数患者病情凶险,病死率高。

一、病因

急性胰腺炎的病因较多,多数与胆道疾病和饮酒有关。我国以胆道疾病为主,西方国家以急性酒精中毒最常见。

(一)胆道疾病

胆石症及胆道感染是急性胰腺炎的主要病因。

(二)乙醇

乙醇可促进胰液分泌,当胰管流出道不能充分引流大量胰液时,胰管压力升高,引发腺泡细胞损伤。

(三)高脂血症

甘油三酯≥11.30 mmol/L 或甘油三酯在 5.65～11.3 mmol/L 之间,且血清呈乳糜状。

(四)药物或毒物

糖皮质激素、噻嗪类利尿剂、硫唑嘌呤、口服避孕药等可促发急性胰腺炎,多发生在服药最初 2 个月,与剂量无明确相关。

(五)手术或外伤

腹腔手术、腹部钝挫伤、内镜逆行胰胆管造影术后等会损伤胰腺组织,导致胰腺血液循环障碍,均可引起急性胰腺炎。

(六)感染

腮腺炎病毒、柯萨奇病毒、人类免疫缺陷病毒、蛔虫感染等。

(七)高钙血症

甲状旁腺功能亢进症等疾病引起的高钙血症,可通过胰管钙化、促进胰蛋白

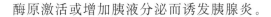

酶原激活或增加胰液分泌而诱发胰腺炎。

(八)其他

血管炎、奥迪括约肌功能障碍、先天性疾病(胰腺分裂、环形胰腺、十二指肠乳头旁憩室等)、肿瘤性疾病、自身免疫性疾病(系统性红斑狼疮、干燥综合征)等。

二、临床表现

(一)症状

腹痛是急性胰腺炎的主要症状,位于上腹部,常向腰背部放射,多为急性发作,呈持续性,少数无腹痛,可伴有恶心、呕吐、发热、黄疸。病情重者可出现呼吸困难、意识障碍、低血压、休克等。

(二)体征

轻症者仅表现中上腹压痛,肠鸣音减弱;重症者可出现全腹膨隆、张力高,广泛压痛及反跳痛,移动性浊音阳性,肠鸣音弱甚至消失,出现 Grey-Turner 征或 Cullen 征等。

三、辅助检查

(1)血淀粉酶、脂肪酶:血淀粉酶或脂肪酶大于正常值上限的 3 倍。

(2)血常规、肝功能、肾功能、血脂、血糖、血钙、C 反应蛋白、心肌酶谱、血气分析等:反映急性胰腺炎病理生理变化的实验室指标,对病因诊断及病情评估有一定帮助。

(3)腹部超声:常规初筛检查,因受胃肠道积气的干扰,对胰腺形态观察常不满意,但可探及胆囊及胆管的情况,是胆源性胰腺炎病因的初筛方法。

(4)腹部 CT:平扫有助于确定有无胰腺炎,胰周炎性改变及胸腔积液、腹水;增强 CT 有助于确定胰腺坏死程度,一般应在起病 1 周左右进行。

四、护理措施

(一)病情观察

(1)严密监测患者生命体征的变化,有无全身炎症反应综合征及低血容量性休克的表现。

(2)行胃肠减压者,观察和记录引流液的颜色、性质和量,并准确记录 24 小时的出入量和尿量。

（3）给予低流量吸氧，必要时使用面罩吸氧。

（4）观察腹胀、腹痛恢复情况，有无排气排便。

（二）饮食护理

急性期禁食水，给予补液维持有效循环血容量。腹痛和呕吐等症状基本消失及肠道功能恢复后，尽早给予肠内营养，恢复饮食应从少量、无脂、低蛋白饮食开始，少食多餐。要注意禁烟、酒和刺激性及油腻食物。

（三）休息与活动

急性期应绝对卧床休息，保证睡眠，促进组织修复和体力恢复。因为剧痛在床上辗转不宁者，要防止坠床。

（四）用药护理

（1）迅速建立双侧液路，补充血容量，维持机体水、电酸碱平衡。早期遵循"降阶梯"原则使用抗生素。根据患者年龄、心肺功能情况调节输液速度，并记录补液量。

（2）遵医嘱给予导泻药物口服或灌肠，以减轻腹胀，促进肠道功能恢复。

（3）腹痛剧烈者，遵医嘱给予药物止痛，注意禁用吗啡，以免引起奥迪括约肌痉挛，加重病情。观察用药前后患者疼痛有无减轻，疼痛的性质和特点有无改变。

（五）基础护理

禁食水的患者做好口腔护理，高热的患者注意皮肤护理，预防感染和压疮。

（六）心理护理

给患者及家属讲解有关本病的相关知识，减轻患者的紧张及焦虑。

（七）家庭护理

1.饮食指导

饮食要有规律，避免暴饮暴食及酗酒，部分患者要严格戒酒。应避免刺激性强、产气多、高脂和高蛋白食物，防止复发。肥胖患者控制体重及腹围。

2.休息指导

生活规律，劳逸结合，保证充足睡眠。

3.疾病知识指导

讲解本病的诱发因素、预后及并发症知识，积极治疗原发病。

4.随诊

如出现腹痛、腹胀、恶心等表现时,应及时就诊。

五、健康指导

(一)饮食指导

指导患者及家属掌握饮食卫生知识,平时养成规律进食的习惯,避免暴饮暴食及酗酒,平时适度饮酒,酒精性急性胰腺炎患者要戒酒。应避免进食刺激性强、产气多、高脂和高蛋白食物,防止复发。肥胖的患者要降血脂,控制好体重及腹围。

(二)出院指导

向患者讲解本病的诱发因素、预后及并发症知识。有胆道疾病、十二指肠疾病者应积极治疗,避免此病复发。如出现腹痛、腹胀、恶心等表现时,应及时就诊。

第六章

神经内科护理

第一节　急性高血压脑出血

脑出血(intracerebral hemorrhage,ICH)是指非外伤引起的颅内大、小动脉，静脉和毛细血管自发性破裂所致的脑实质内出血。ICH 是神经内、外科最常见的难治性疾病之一，亚洲国家 ICH 占脑卒中患者的 $25\%\sim55\%$，而欧美国家 ICH 仅占脑卒中患者的 $5\%\sim10\%$。脑出血 1 个月病死率高达 $35\%\sim52\%$，6 个月末仍有 80% 左右的存活患者遗留残疾，是中国居民死亡和残疾的主要原因之一。规范 ICH 的诊断标准和治疗技术，有利于降低其病死率和致残率。

按照发病原因可将 ICH 分为原发性和继发性脑出血。其中，原发性脑出血在脑出血中占 $80\%\sim85\%$，主要包括高血压脑出血(占 $50\%\sim70\%$)、淀粉样血管病脑出血(占 $20\%\sim30\%$)和原因不明脑出血(约占 10%)。继发性脑出血主要包括动静脉畸形、动脉瘤、海绵状血管畸形、动静脉瘘、烟雾病、血液病或凝血功能障碍、颅内肿瘤、血管炎、出血性脑梗死、静脉窦血栓及药物不良反应等原因导致的脑出血。

一、临床表现

(一)症状

急性起病，局灶神经功能缺损症状(少数为全面神经功能缺损)，常伴有头痛、呕吐、血压升高及不同程度意识障碍。

(二)体征

根据不同的出血部位，可以出现一些相应的神经系统症状。

(1)不同程度的偏瘫、偏盲、偏侧感觉障碍。

（2）说话不清或语言理解困难。

（3）眩晕伴呕吐。

（4）不同程度的意识障碍或抽搐。

（5）脑膜刺激征。

（6）瞳孔改变、血压升高、呼吸节律改变、视盘水肿等颅内压增高表现。

二、辅助检查

（一）颅脑影像学检查

如 CT 及 MRI 能够反映出血的部位、出血量、波及范围及血肿周围脑组织情况。

（1）头颅 CT。

（2）多模式 CT 扫描（特殊患者需要了解血肿周围血流动力学变化）。

（3）增强 CT 扫描：用于早期发现造影剂是否外溢，可提示患者血肿扩大风险。

（4）头颅 MRI，尤其是头颅磁敏感加权成像：MRI 在发现慢性出血及脑血管畸形方面优于 CT。但由于不同病程、不同显像序列 MRI 成像中血肿的信号变化较大，故一般不作为 ICH 的首选影像学检查。但梯度回波序列和磁敏感加权成像等可提供更多有关 ICH 的附加信息，可实现一站式扫描。

（二）脑血管检查

脑血管检查有助于了解 ICH 的病因和排除继发性脑出血，指导制订治疗方案。

（1）CT 血管造影、磁共振血管成像、血管 CT、磁共振静脉造影：是快速、无创性评价颅内外动脉血管、静脉血管及静脉窦的常用方法，可用于筛查可能存在的脑血管畸形、动脉瘤、动静脉瘘等继发性脑出血，但阴性结果不能完全排除继发病变的存在。

（2）全脑血管造影：能清晰显示脑血管各级分支，可以明确有无动脉瘤、脑血管瘤及其他脑血管病变，并可清楚显示病变位置、大小、形态及分布，目前仍是血管病变检查的重要方法和金标准。

（三）实验室检查

对疑似 ICH 的患者都应进行常规的实验室检查排除相关系统疾病，协助查找病因。最好同时完成各项手术前检查，为可能需要的紧急手术做好准备工作，包括血常规、尿常规、大便常规、血同型半胱氨酸、血生化、凝血常规、血型及输血前全套检查、心电图及胸部 X 线等检查,部分患者还可选择感染性疾病筛查(乙肝、丙肝、梅毒等)、骨髓穿刺(继发于血液系统疾病的脑出血者)、毒理学筛查、动脉血气分析等检查。

三、护理措施

(一)病情观察

密切监测患者生命体征,观察意识、瞳孔、吞咽功能、构音、肢体活动及认知程度,以及有无抽搐发作、颅内压升高情况。

(二)饮食护理

给予高蛋白、高营养、高纤维素饮食以保证营养并防止便秘。昏迷或吞咽困难者,应给予鼻饲饮食。食物以清淡、易消化、无刺激、营养丰富为宜,注意少食多餐和温度适宜。

(三)休息和体位

卧床休息 2～4 周,低斜坡卧位,以利于颅内静脉回流,减轻脑水肿。保持环境安静,安全,严格限制探视,避免各种声光刺激,各项护理操作应集中进行。

(四)用药护理

使用脱水降颅压药物时,应严密监测尿量与电解质的变化,防止出现低钾血症和肾功能损害;准确及时地记录每天液体出入量,保持水、电解质及酸碱平衡。

(五)安全护理

谵妄、躁动患者加床档保护,必要时给予约束带适当约束。

(六)保持呼吸道通畅

平卧位时头偏向一侧或侧卧位,取下活动义齿,及时清除口鼻腔分泌物和呕吐物;舌根后坠者放置口咽通气管;对意识不清及排痰困难的患者,定时翻身拍背,预防肺部感染,必要时行气管切开术。

(七)预防颅内压增高

抬高床头 $15°～30°$,以促进脑部血液回流;改变体位时动作应缓慢,变换体位应尽量减少头部摆动;避免用力咳嗽、用力排便、情绪激动,以防再出血。

(八)脑疝的监测

应严密观察患者有无剧烈头痛、喷射性呕吐、血压升高、脉搏减慢、呼吸不规

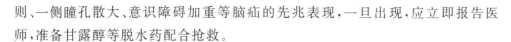

则、一侧瞳孔散大、意识障碍加重等脑疝的先兆表现,一旦出现,应立即报告医师,准备甘露醇等脱水药配合抢救。

(九)心理护理

加强与患者的沟通,做好解释工作,消除恐惧,稳定情绪。

(十)家庭护理

1.复查时间

遵医嘱按时复查,注意携带影像资料及出院小结。

2.饮食指导

低盐、低脂、高蛋白、高维生素饮食,多食新鲜蔬菜、水果、谷类、鱼类和豆类,保持能量供需平衡。

3.休息指导

建立健康的生活方式,保证睡眠充足,适当运动,避免体力、脑力过度劳累和突然用力。

4.运动指导

教会患者和家属自我护理的方法和康复训练技巧,如向健侧和患侧的翻身训练、桥式运动等肢体功能训练及语言和感觉功能训练的方法。

5.疾病知识指导

指导高血压患者保持心态平和,避免过分喜悦、愤怒、焦虑等不良心理和惊吓等刺激,养成定时排便的习惯,保持大便通畅。

6.用药指导

遵医嘱正确服用降压药物,维持血压稳定。教会患者及家属测量血压的方法。

7.随诊

发现血压异常波动或无诱因的剧烈头痛、头晕、晕厥,肢体麻木、乏力或语言交流困难等症状,应及时到门诊就诊。

四、健康指导

(一)疾病预防

指导高血压患者避免使血压骤然升高的各种因素,建立健康的生活方式,养成定时排便的习惯,保持大便通畅。

(二)康复锻炼

偏瘫者应保持肢体功能位,并于早期进行肢体的被动运动和按摩,康复后期鼓励患者主动锻炼,以预防瘫痪肢体的挛缩和畸形、关节的强直、疼痛,并可促进肢体功能的恢复。

(三)心理指导

介绍有关疾病的知识,鼓励患者树立战胜疾病的信心。

(四)出院指导

遵医嘱正确服用降压药物,定期复诊,发现血压异常波动或无诱因的剧烈头痛、头晕、晕厥、肢体麻木、乏力或语言交流困难等症状,应带好疾病相关资料,及时到医院就诊。

第二节 帕金森病

帕金森病(Parkinson disease,PD)又名震颤麻痹,是一种常见的中老年神经系统退行性疾病,由多巴胺能神经元进行性丧失所致。60%～90%的PD患者存在睡眠问题,很多患者同时存在一种或多种睡眠障碍,主要包括失眠、睡眠呼吸障碍、快速眼动期行为障碍、白天过度困倦、睡眠-觉醒节律障碍、下肢不宁综合征、周期性腿动等。

一、病因

PD患者睡眠障碍的相关因素很多,包括疾病因素、药物因素、睡眠期间的运动活动、异常的睡眠-觉醒节律和呼吸系统异常等,需要通过询问病史、查体和精神检查、多导睡眠图等,以及实验室检查结果等来明确,治疗方案也应将可能影响睡眠的因素都考虑在内。

二、临床表现

PD患者中常见睡眠障碍的临床表现主要有以下几种。

(一)失眠

常见表现为入睡困难、频繁觉醒、早醒和睡眠破碎等。抑郁焦虑情绪、自主神经功能受损所致夜尿增多、运动障碍所致翻身困难或痛性抽搐等会进一步加重失眠。

(二)白天过度困倦和睡眠发作

主要为白天困倦程度增加。白天过度困倦可能与 PD 的严重程度和认知功能减退有关,也可与抗 PD 药物多巴胺受体激动剂或左旋多巴的应用有关。约 30% 的患者存在睡眠发作(微小睡眠发作),即突然发生的、不可抗拒的睡眠现象,常持续数秒到数十秒钟不等。使用多巴胺受体激动剂及大剂量的左旋多巴可导致睡眠发作出现,与年龄、运动障碍、夜间睡眠障碍及伴随的相关疾病等因素也相关,通常以使用左旋多巴时间长、剂量高、幻觉多、疾病晚期者居多。

(三)快速眼动期行为障碍

快速眼动期行为障碍指快速眼动睡眠期肌肉失弛缓并出现与梦境内容有关的自发性的运动行为障碍,常表现为噩梦及睡眠中出现与梦境相关的各种粗暴的行为,如拳打、脚踢、翻滚、跳跃等猛烈动作或梦呓、喊叫等,可出现伤害性行为,包括自伤或对床伴的伤害,部分患者可下床活动。研究表明,快速眼动期行为障碍可能是 PD 或帕金森综合征亚临床或先于运动障碍的一个症状,因此,发现睡眠的早期改变就显得非常重要。

(四)下肢不宁综合征和周期性腿动

下肢不宁综合征是指睡眠时出现难以名状的肢体不适感,迫使肢体发生不自主运动,这种不适感常严重干扰睡眠,导致入睡困难、睡眠中醒转次数增多。与以不适感为主的下肢不宁综合征不同的是,周期性腿动指夜间睡眠中反复出现的周期性的、影响睡眠的单侧或双侧的足关节背屈运动。多认为两者具有相同的发病机制,病因未明,可能与中枢性多巴胺功能障碍有关

三、辅助检查

(1)脑病变检查:头颅 CT 平扫;标准以及冠状位头 MRI、MRA、DWI、SWI;头 SPECT,必要时进行功能显像,即 PET、SPECT 脑内多巴胺转运体(DAT)功能检查。

(2)实验室检查:血常规、尿常规、大便常规、生化、血糖;必要时进行脑脊液、尿高香草酸含量测定以及应用 DNA 印迹技术筛查家族性 PD 突变基因。

(3)颈颅超声影像:中脑黑质超声。

(4)MMSE 以及 MOCA 量表测定。

四、护理措施

(一)病情观察

观察有无静止性震颤、肌强直、运动缓慢或少动、姿势平衡障碍及吞咽功能情况。

(二)饮食护理

给予高热量、高纤维素、低盐、低脂、适量优质蛋白及易消化饮食,吞咽困难的患者给予鼻饲饮食。

(三)休息和体位

疾病早期鼓励患者坚持适当运动锻炼,卧床患者采取舒适卧位。

(四)用药护理

注意观察抗组胺药金刚烷胺、左旋多巴等药物的不良反应。服左旋多巴期间忌服维生素 B_6、利血平、氯丙嗪、奋乃静等药物,以免降低药物疗效或导致直立性低血压。

(五)安全护理

对于上肢震颤未能控制、日常活动笨拙的患者,应谨防烫伤、烧伤,对有错觉、幻觉、欣快、抑郁、精神错乱、意识模糊、智能障碍的患者,应特别强调专人陪护。护士应严格遵守交接班制度,避免自伤、坠床、坠楼、走失、伤人等意外的发生。

(六)心理护理

对于言语不清、构音障碍的患者,应耐心倾听;指导患者使用手势、纸笔、画板等沟通方式与他人交流;沟通过程中注意尊重患者,不可随意打断患者说话。

(七)家庭护理

1.复查时间

遵医嘱按时复查,注意携带出院小结。

2.饮食指导

给予高热量、高纤维素、低盐、低脂、适量优质蛋白及易消化饮食,主食以五谷类为主,多选粗粮,多食新鲜蔬菜、水果,多喝水,以减轻腹胀,防止便秘;适当的奶制品和肉类、蛋、豆类;少吃油、盐、糖。钙质有利于预防骨质疏松,每天应补充 1 000～1 500 mg 钙质。

3.休息指导

坚持适当的运动和体育锻炼,做力所能及的家务劳动等,可以延缓身体功能障碍的发生和发展。

4.运动指导

坚持主动运动,如散步、打太极拳等,保持关节活动的最大范围;加强日常生活动作训练,进食、洗漱、穿脱衣服等应尽量自理;协助卧床患者被动活动关节和按摩肢体,预防关节僵硬和肢体挛缩。

5.疾病知识指导

患者因震颤和不自主运动导致出汗多,应注意保持皮肤卫生;中晚期患者因运动障碍导致卧床时间增多,应预防压疮。

6.用药指导

遵医嘱服药,长期服药过程中可能会突然出现某些症状加重或疗效减退,应熟悉"开-关现象""剂末现象"和"异动症"的表现形式以及应对方法。

7.安全指导

避免意外伤害,预防跌倒,外出时需有人陪伴;精神智能障碍者应佩戴手腕识别牌,以防走失。

8.随诊

当患者出现发热、外伤、骨折、吞咽困难或运动障碍、精神智能障碍加重时,应及时就诊。

五、健康指导

(一)疾病预防

戒烟、酒,预防跌倒、压疮等并发症的发生。

(二)康复锻炼

与患者和家属制订切实可行的锻炼计划,目的在于防止和延迟关节强直和肢体挛缩。早期患者坚持一定的体力活动,指导患者主动进行肢体功能锻炼,以防止肢体挛缩、关节僵硬的发生。

(三)心理指导

告诉患者本病病程长、进展缓慢、治疗周期长,而疗效的好坏常与患者精神情绪有关,鼓励他们保持良好心态。

(四)出院指导

遵医嘱按时服药,定期复诊,当患者出现发热、外伤、骨折、吞咽困难或运动障碍、精神智能障碍加重时,应及时就诊。

第七章

血液内科护理

第一节 再生障碍性贫血

再生障碍性贫血（aplastic anemia, AA）简称再障，又称骨髓造血功能衰竭症，是由多种原因导致造血干细胞的数量减少、功能障碍所引起的一类贫血。其临床主要表现为骨髓造血功能低下、进行性贫血、感染、出血和全血细胞减少。再障的年发病率在我国为 7.4/100 万人口，欧美为（4.7～13.7）/100 万人口，日本为（14.7～24.0）/100 万人口，可发生于各年龄段，老年人发病率较高；男、女发病率无明显差异。

一、临床表现

（一）重型再生障碍性贫血

起病急，进展快，病情重（国内以往称为急性再障）；少数可由非重型进展而来。

1.贫血

多呈进行性加重，苍白、乏力、头昏、心悸和气短等症状明显。

2.感染

多数患者有发热，体温＞39 ℃，个别患者自发病到死亡均处于难以控制的高热之中。以呼吸道感染最常见，其次有消化道、泌尿生殖道及皮肤、黏膜感染等。感染菌种以革兰氏阴性杆菌、金黄色葡萄球菌和真菌为主，常合并败血症。

3.出血

均有不同程度的皮肤、黏膜及内脏出血。皮肤表现为出血点或大片瘀斑，口腔黏膜有血疱，有鼻出血、牙龈出血、眼结膜出血等。深部脏器出血时可见呕血、

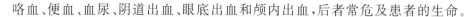

咯血、便血、血尿、阴道出血、眼底出血和颅内出血,后者常危及患者的生命。

(二)非重型再生障碍性贫血

起病和进展较缓慢,病情较重型轻(国内以往称为慢性再障),也较易控制。

1.贫血

慢性过程,常见苍白、乏力、头晕、心悸、活动后气短等。输血后症状改善,但不持久。

2.感染

高热比重型少见,感染相对易控制,很少持续 1 周以上。上呼吸道感染常见,其次为牙龈炎、支气管炎、扁桃腺炎,而肺炎、败血症等重症感染少见。常见感染菌种为革兰氏阴性杆菌和各类球菌。

3.出血

出血倾向较轻,以皮肤、黏膜出血为主,内脏出血少见。多表现为皮肤出血点、牙龈出血,女性患者有阴道出血。出血较易控制。久治无效者可发生颅内出血。

二、辅助检查

(一)血常规

其特点是全血细胞减少,多数患者就诊时呈三系细胞减少。少数患者表现为二系细胞减少,但无血小板减少时,再障的诊断宜慎重。网织红细胞计数降低。贫血一般为正细胞正色素性,但大细胞性者并非少见。淋巴细胞计数无明显变化,但因髓系细胞减少,其比例相对升高。血涂片人工镜检对诊断和鉴别诊断均有所帮助。

(二)骨髓象

骨髓象为确诊再障的主要依据。骨髓涂片肉眼观察有较多脂肪滴。重型再生障碍性贫血多部位骨髓增生重度减低,粒、红系及巨核细胞比例明显减少且形态大致正常,淋巴细胞及非造血细胞比例明显增高,骨髓小粒皆空虚。非重型再生障碍性贫血多部位骨髓增生减低,可见较多脂肪滴,粒、红系及巨核细胞减少,淋巴细胞及网状细胞、浆细胞比例增高,多数骨髓小粒空虚。骨髓活检显示造血组织均匀减少,脂肪组织增加。

(三)其他检查

对疑难病例,为明确诊断和鉴别诊断,有时还需要以下内容。

1.细胞遗传学检查

细胞遗传学检查包括染色体分析和荧光原位杂交,有助于发现异常克隆。

2.骨髓核素扫描

选用不同放射性核素,可直接或间接判断骨髓的整体造血功能。

3.流式细胞术分析

计数 CD34$^+$ 造血干/祖细胞,检测膜锚连蛋白。有助于区别骨髓增生异常综合征和发现血细胞膜锚连蛋白阴性细胞群体。

4.体外造血干/祖细胞培养

细胞集落明显减少或缺如。

三、治疗

(一)支持治疗

适用于所有再障患者。应加强保护措施,注意饮食及个人环境卫生,减少感染机会。对有发热(>38.5 ℃)和感染征象者,应及时经验性应用广谱抗生素治疗,然后再根据微生物学证据加以调整,同时应注意系统性真菌感染的预防和治疗。粒细胞缺乏患者的感染危险度明显增加,对粒细胞计数<0.5×10^9/L 者,可预防性采用广谱抗生素和抗真菌药物。输血或成分输血是支持治疗的重要内容,严重贫血者给予红细胞输注。提倡采用去白细胞成分血,长期输血依赖者应注意铁过载,必要时进行去铁治疗。血小板计数<20×10^9/L 或有明显出血倾向者,应预防性输注血小板浓缩制剂,以减少致命性出血(颅内出血)的危险。排卵型月经过多可试用雄激素或炔诺酮控制,如拟行干细胞移植,则应尽可能减少术前输血,以提高植入成功率。

(二)非重型再生障碍性贫血的治疗

1.雄激素

适用于全部再障。为目前治疗非重型再障的常用药。其作用机制是刺激肾脏产生促红细胞生成素,并直接作用于骨髓,促进红细胞生成。长期应用还可促进粒细胞系统和巨核细胞系统细胞的增生。常用 4 种药物:司坦唑醇(康力龙) 2 mg,每天 3 次;十一酸睾酮(安雄)40～80 mg,每天 3 次;达那唑 0.2 g,每天 3 次;丙酸睾酮 100 mg/d 肌内注射。疗程及剂量应视药物的作用效果和不良反应(如男性化、肝功能损害等)调整。

2.造血生长因子

适用于全部再障,特别是重型再生障碍性贫血。单用无效,多作为辅助性药物,在免疫抑制治疗时或之后应用,有促进骨髓恢复的作用。常用粒-单系集落刺激因子或粒系集落刺激因子,剂量为 5 μg/(kg·d);红细胞生成素,常用 50～100 U/(kg·d)。一般在免疫抑制治疗重型再生障碍性贫血后使用,剂量可酌减,维持 3 个月以上为宜。

(三)重型再生障碍性贫血的治疗

1.造血干细胞移植

对 40 岁以下、无感染及其他并发症、有合适供体的重型再生障碍性贫血患者,可考虑造血干细胞移植。

2.免疫抑制治疗

(1)抗淋巴/胸腺细胞球蛋白(ALG/ATG)主要用于重型再生障碍性贫血。马 ALG 10～15 mg/(kg·d),连用 5 天,兔 ATG 3～5 mg/(kg·d),连用 5 天;用药前需做过敏试验;用药过程中用糖皮质激素防治变态反应;静脉滴注 ATG 不宜过快,每天剂量应维持滴注 12～16 小时;可与环孢素组成强化免疫抑制方案。

(2)环孢素适用于全部再障,3～5 mg/(kg·d),疗程一般长于 1 年。使用时应个体化,应参照患者造血功能和 T 细胞免疫恢复情况、药物不良反应(如肝、肾功能损害,牙龈增生及消化道反应)、血药浓度等调整用药剂量和疗程。

3.其他

有学者使用 CD3 单克隆抗体、麦考酚吗乙酯、环磷酰胺、甲泼尼龙等治疗重型再生障碍性贫血。

四、护理措施

(一)病情监测

(1)密切观察患者的体温变化,若出现发热,应及时报告医师,准确、及时地给予抗生素治疗,并配合医师做好血液、痰液、尿液及大便等标本的采集工作。

(2)密切观察患者生命体征及病情,皮肤、黏膜、消化道及内脏器官有无出血倾向。

(二)一般护理

(1)轻度贫血和血小板为(20～50)×10^9/L 时减少活动,卧床休息。重度贫血血红蛋白<50 g/L 及血小板<20×10^9/L 时应绝对卧床休息。

(2)病房保持空气流通,限制陪伴探视,避免交叉感染。医护人员严格无菌操作,避免医源性感染。

(3)由于高热状态下唾液分泌较少及长期使用抗生素等,易造成细菌在口腔内滋长,因此,必须注意口腔清洁,饭前、饭后、睡前、晨起时漱口。

(4)保持皮肤的清洁干燥,勤换衣裤,勤剪指甲,避免造成皮肤黏膜的损伤,睡前用1∶5 000的高锰酸钾溶液坐浴,每次15～20分钟,保持大便的通畅,避免用力排便、咳嗽,女性患者同时要注意会阴部的清洁。

(三)饮食护理

嘱患者进食高热量、高维生素、高蛋白、易消化的食物,避免食物过烫、过硬、刺激性强,以免引起口腔及消化道的出血。对于发热的患者应鼓励多饮水。

(四)输血的护理

重度贫血血红蛋白＜50 g/L伴头晕、乏力、心悸时,遵医嘱输注红细胞悬液。输血前,向患者讲解输血的目的、注意事项及不良反应,经两人三查八对无误后方可输注。输血中密切观察患者有无输血反应。输血前30分钟,输血后15分钟及输血完成后分别记录患者生命体征。输血时记录脉搏和呼吸,并记录血型和输血量。

(五)发热的护理

定时测量体温,保持皮肤清洁干燥,及时更换汗湿的衣物、床单、被套。给予物理降温如温热水擦浴,冰袋放置大动脉处;一般不用乙醇溶液擦浴,以免引起皮肤出血。协助患者多饮水,遵医嘱使用降温药和抗生素。

(六)出血的预防及护理

嘱患者避免外伤及碰撞,预防皮肤损伤。使用软毛牙刷刷牙,勿剔牙,避免损伤牙龈,引起牙龈出血;勿挖鼻孔,使用清鱼肝油滴鼻,避免鼻腔干燥出血。保持排便通畅,勿用力排便,预防颅内出血的发生。护理操作时,动作轻柔,避免反复多次穿刺造成皮肤损伤,拔针后延长按压时间。血小板＜5×10⁹/L时尽量避免肌内注射。颅内出血的患者应平卧位休息,头部制动,有呕吐时及时清理呕吐物,保持呼吸道通畅。密切观察患者的生命体征、意识状态、瞳孔大小变化,准确记录24小时出入量。遵医嘱静脉输入止血药、脱水剂及血小板。

(七)药物指导及护理

向患者讲解应用雄激素、环孢素的治疗作用及不良反应(向心性肥胖、水肿、毛发增多、女性男性化等)。长期肌内注射丙酸睾酮可引起局部硬结,注射部位

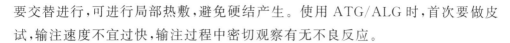

要交替进行,可进行局部热敷,避免硬结产生。使用 ATG/ALG 时,首次要做皮试,输注速度不宜过快,输注过程中密切观察有无不良反应。

(八)心理护理

向患者及家属讲解疾病的病因、临床表现及预后,取得患者及家属的信任。增加与患者的沟通与交流,了解患者的真实想法。介绍一些治疗效果及心态良好的患者与其交谈,使患者正确面对疾病,树立战胜疾病的信心,积极配合治疗护理。

五、健康教育

(一)疾病预防指导

尽可能避免或减少接触与再障发病相关的药物和理化物质。针对危险品的职业性接触者,如油漆工/喷漆工和从事橡胶与制鞋、传统印刷与彩印、室内装修的工人等,除了要加强生产车间或工厂的室内通风之外,必须严格遵守操作规程,做好个人防护,定期体检,检查血常规。使用绿色环保装修材料,新近进行室内装修的家居,要监测室内的甲醛水平,不宜即时入住或使用。使用农药或杀虫剂时,做好个人防护。加强锻炼,增强体质,预防病毒感染。

(二)疾病知识指导

简介疾病的可能原因、临床表现及目前的主要诊疗方法,增强患者及其家属的信心,以积极配合治疗和护理。饮食方面注意加强营养,增进食欲,避免食用对消化道黏膜有刺激性的食物,避免病从口入。避免服用对造血系统有害的药物,如氯霉素、磺胺药、保泰松、安乃近、阿司匹林等。避免感染和加重出血。

(三)休息与活动指导

充足的睡眠与休息可减少机体的耗氧量;适当的活动可调节身心状况,提高患者的活动耐力,但过度运动会增加机体耗氧量,甚至诱发心力衰竭。睡眠不足、情绪激动则易于诱发颅内出血。因此,必须指导患者根据病情做好休息与活动的自我调节。

(四)用药指导

主要包括免疫抑制剂、雄激素类药物与抗生素的使用。为保证药物疗效的正常发挥,减少药物不良反应,需向患者及家属详细介绍药物的名称、用量、用法、疗程及其不良反应,应叮嘱其必须在医师指导下按时、按量、按疗程用药,不可自行更改或停用药物,定期复查血常规。

(五)心理指导

再障患者常可出现焦虑、抑郁甚至绝望等负性情绪,这些负性情绪可影响患者康复的信心以及配合诊疗与护理的态度和行为,从而影响疾病康复、治疗效果和预后。因此,必须使患者及家属认识负性情绪的危害,指导患者学会自我调整,学会倾诉;家属要善于理解和支持患者,学会倾听;必要时应寻求专业人士的帮助,避免发生意外。

(六)病情监测指导

主要是贫血、出血、感染的症状体征和药物不良反应的自我监测。具体包括头晕、头痛、心悸、气促等症状,生命体征(特别是体温与脉搏)、皮肤黏膜(苍白与出血)、常见感染灶的症状(咽痛、咳嗽、咳痰、尿路刺激征、肛周疼痛等)、内脏出血的表现(黑便与便血、血尿、阴道出血等)。若有上述症状或体征出现或加重,提示有病情恶化的可能,应及时向医护人员汇报或及时就医。

第二节　急性白血病

急性白血病是造血干祖细胞的恶性克隆性疾病,发病时骨髓中异常的原始细胞及幼稚细胞(白血病细胞)大量增殖并抑制正常造血,可广泛浸润肝、脾、淋巴结等各种脏器。表现为贫血、出血、感染和浸润等征象。可分为急性淋巴细胞白血病和急性髓细胞白血病。

一、临床表现

(一)正常骨髓造血功能受抑制

1.贫血

贫血常为首发症状,呈进行性加重,部分患者因病程短,可无贫血。半数患者就诊时已有重度贫血,尤其是继发于骨髓增生异常综合征者。

2.发热

持续发热是急性白血病最常见的症状和就诊的主要原因之一,半数患者以发热为早期表现。可低热,亦可高达 39 ℃ 以上,伴有畏寒、出汗等。虽然白血病本身可以发热,但高热往往提示有继发感染。感染可发生在各个部位,以口腔炎、牙龈炎、咽峡炎最常见,可发生溃疡或坏死;肺部感染、肛周炎、肛旁脓肿亦常见,严重时可有血液感染。最常见的致病菌为革兰氏阴性杆菌,如肺炎克雷伯杆菌、铜绿假单胞菌、大肠埃希菌、硝酸盐不动杆菌等;革兰氏阳性球菌的发病率有所上升,如金黄色葡萄球菌、表皮葡萄球菌、肠球菌等。长期应用抗生素及粒细胞缺乏者,可出现真菌感染,如念珠菌、曲霉菌、隐球菌等。因患者伴有免疫功能缺陷,可发生病毒感染,如单纯疱疹病毒、水痘-带状疱疹病毒、巨细胞病毒感染等。偶见卡氏肺孢子菌病。

3.出血

几乎所有的患者在整个病程中都有不同程度的出血,以出血为早期表现者近40%。出血可发生在全身各部位,以皮肤瘀点、瘀斑、鼻出血、牙龈出血、月经过多为多见。眼底出血可致视力障碍。急性早幼粒细胞白血病易并发凝血异常而出现全身广泛性出血。颅内出血时,会发生头痛、呕吐、瞳孔大小不对称,甚至昏迷、死亡。有资料表明,急性白血病死于出血者占62.24%,其中87%为颅内出血。大量白血病细胞在血管中淤滞及浸润、血小板减少、凝血异常以及感染是出血的主要原因。

(二)白血病细胞增殖浸润

1.淋巴结肿大和肝、脾大

淋巴结肿大以急性淋巴细胞白血病较多见。纵隔淋巴结肿大常见于 T 细胞白血病。肝、脾大多为轻至中度,除慢性髓细胞白血病急性变外,巨脾罕见。

2.骨骼和关节

骨骼、关节疼痛是白血病常见的症状,常有胸骨下段局部压痛。尤以儿童多见。发生骨髓坏死时,可引起骨骼剧痛。

3.眼部

部分急性髓细胞白血病可伴粒细胞肉瘤,或称绿色瘤,常累及骨膜,以眼眶部位最常见,可引起眼球突出、复视或失明。

4.口腔和皮肤

急性白血病尤其是 M_4(急性粒-单核细胞白血病)和 M_5(急性单核细胞白血病),由于白血病细胞浸润可使牙龈增生、肿胀;皮肤可出现蓝灰色斑丘疹(局部皮肤隆起、变硬,呈紫蓝色结节状)、皮下结节、多形红斑、结节性红斑等。

5.中枢神经系统

中枢神经系统是白血病最常见的髓外浸润部位,多数化疗药物难以通过血-脑屏障,不能有效杀灭隐藏在中枢神经系统的白血病细胞,因而引起中枢神经系统白血病。轻者表现为头痛、头晕,重者有呕吐、颈项强直,甚至抽搐、昏迷。中枢神经系统白血病可发生在疾病各个时期,尤其是治疗后缓解期,以急性淋巴细胞白血病最常见,儿童尤甚,其次为 M_4(急性粒-单核细胞白血病)、M_5(急性单核细胞白血病)和 M_2(急性粒细胞白血病部分分化型)。

6.睾丸

多为一侧睾丸无痛性肿大,另一侧虽无肿大,但在活检时往往也发现有白血病细胞浸润。睾丸白血病多见于急性淋巴细胞白血病化疗缓解后的幼儿和青年,是仅次于中枢神经系统白血病的白血病髓外复发的部位。

二、辅助检查

(一)血常规

大多数患者白细胞计数增多,$>10\times10^9/L$ 者称为白细胞增多性白血病。也有白细胞计数正常或减少,低者可 $<1.0\times10^9/L$,称为白细胞不增多性白血病。血涂片分类检查可见数量不等的原始和幼稚细胞,但白细胞不增多型病例血片上很难找到原始细胞。患者常有不同程度的正常细胞性贫血,少数患者血片上红细胞大小不等,可找到幼红细胞。约 50% 的患者血小板低于 $60\times10^9/L$,晚期血小板往往极度减少。

(二)骨髓象

骨髓象是诊断急性白血病的主要依据和必做检查。FAB 分型将原始细胞 $\geqslant$ 骨髓有核细胞的 30% 定义为急性白血病的诊断标准,世界卫生组织分型则将这一比例下降至 $\geqslant20\%$,并提出原始细胞比例 $<20\%$ 但伴有 t(15;17)、t(8;21) 或 inv(16)/t(16;16)者亦应诊断为急性髓细胞白血病。多数急性白血病骨髓象有核细胞显著增生,以原始细胞为主;少数急性白血病骨髓象增生低下,称为低增生性急性白血病。Auer 小体仅见于急性非淋巴细胞白血病,有独立诊断的意义。

(三)细胞化学

其主要用于急性淋巴细胞白血病、急性粒细胞白血病及急性单核细胞白血病的诊断与鉴别诊断。常用方法有过氧化物酶染色、糖原染色、非特异性酯酶及中性粒细胞碱性磷酸酶测定等。

(四)免疫学

根据白血病细胞表达的系列相关抗原,确定其来源。造血干/祖细胞表达

CD34,早幼粒细胞通常表达 CD13、CD33 和 CD117,不表达 HLA-DR 和 CD34,还可表达 CD9。急性混合细胞白血病包括急性双表型(白血病细胞同时表达髓系和淋系抗原)和双克隆(两群来源于各自干细胞的白血病细胞分别表达髓系和淋系抗原)白血病,其髓系和一个淋系积分均>2 分。

(五)染色体和分子生物学

白血病常伴有特异的染色体和基因改变。例如 99% 的 M_3(急性早幼粒细胞白血病)有 t(15;17)(q22;q12),该易位使 15 号染色体上的 *PML*(早幼粒白血病基因)与 17 号染色体上 *RARA*(维 A 酸受体基因)形成 *PML-RARA* 融合基因。这是 M_3 发病及用全反式维 A 酸及砷剂治疗有效的分子基础。

(六)血液生化改变

血清尿酸浓度增高,特别是在化疗期间。尿酸排泄量增加,甚至出现尿酸结晶。患者发生弥散性血管内凝血时可出现凝血常规异常。血清乳酸脱氢酶可增高。

三、治疗

(一)一般治疗

1.紧急处理高白细胞血症

当循环血液中白细胞计数>$200×10^9$/L 时,患者可产生白细胞淤滞,表现为呼吸困难、低氧血症、反应迟钝、言语不清、颅内出血等。病理学显示白血病血栓栓塞与出血并存。高白细胞不仅会增加患者早期病死率,也会增加髓外白血病的发病率和复发率。因此,当血中白细胞计数>$100×10^9$/L 时,就应紧急使用血细胞分离机,单采清除过高的白细胞(M_3 型一般不推荐),同时给以水化和化疗。可根据白血病类型给予相应的方案化疗,也可先用所谓化疗前短期预处理:急性淋巴细胞白血病用地塞米松 10 mg/m^2 静脉注射;急性髓细胞白血病每 6 小时用羟基脲 1.5~2.5 g,总共约36 小时,总量 6~10 g/d,然后进行联合化疗。需预防白血病细胞溶解诱发的高尿酸血症、酸中毒、电解质紊乱、凝血异常等并发症。

2.防治感染

防治感染是保证急性白血病患者争取有效化疗或骨髓移植,降低病死率的关键措施之一。白血病患者常伴有粒细胞减少或缺乏,特别在化疗、放疗后,粒细胞缺乏将持续相当长时间,此时患者宜住层流病房或消毒隔离病房。重组人粒细胞集落刺激因子可缩短粒细胞缺乏期,用于急性淋巴细胞白血病,老年、强化疗或伴感染的急性髓细胞白血病。发热应做细菌培养和药敏试验,并迅速进行经验性抗生素治疗。

3.成分输血支持

严重贫血可吸氧、输浓缩红细胞,维持血红蛋白>80 g/L,但白细胞淤滞时不宜马上输红细胞,以免进一步增加血液黏度。血小板计数过低会引起出血,需输注单采血小板悬液。为防止异体免疫反应导致无效输注和发热反应,输血时可采用白细胞滤器去除成分血中的白细胞。为预防输血相关移植物抗宿主病,输血前应将含细胞成分的血液辐照 25～30 Gy,以灭活其中的淋巴细胞。

4.防治高尿酸血症肾病

由于白血病细胞大量破坏,特别在化疗时更甚,血清和尿中尿酸浓度增高,积聚在肾小管,引起阻塞而发生高尿酸血症肾病。因此,应鼓励患者多饮水。最好 24 小时持续静脉补液,使每小时尿量>150 mL/m^2 并保持碱性尿。在化疗同时给予别嘌醇每次 100 mg,每天 3 次,以抑制尿酸合成。少数患者对别嘌醇会出现严重皮肤过敏,应予注意。当患者出现少尿、无尿、肾功能不全时,应按急性肾衰竭处理。

5.维持营养

白血病系严重消耗性疾病,特别是化疗、放疗引起患者消化道黏膜炎及功能紊乱时。应注意补充营养,维持水、电解质平衡,给患者高蛋白、高热量、易消化食物,必要时经静脉补充营养。

(二)抗白血病治疗

1.第一阶段

诱导缓解治疗,主要方法是联合化疗,其目标是使患者迅速获得完全缓解。所谓完全缓解,即白血病的症状和体征消失,外周血中性粒细胞计数≥1.5×10^9/L,血小板计数≥100×10^9/L,白细胞分类中没有白血病细胞;骨髓中的原始粒Ⅰ型＋Ⅱ型≤5%,M$_3$型原粒＋早幼粒≤5%,无 Auer 小体,红细胞及巨核细胞系正常;无髓外白血病。理想的完全缓解为初诊时免疫学、细胞遗传学和分子生物学异常标志均消失。

2.第二阶段

达到完全缓解后进入抗白血病治疗的第二阶段,即缓解后治疗,主要方法为化疗和造血干细胞移植。诱导缓解获完全缓解后,体内的白血病细胞由发病时的 10^{10}～10^{12} 降至 10^8～10^9,这些残留的白血病细胞称为微小残留病灶。必须进

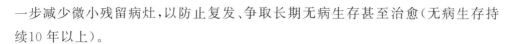

一步减少微小残留病灶,以防止复发、争取长期无病生存甚至治愈(无病生存持续10年以上)。

四、护理措施

(一)病情观察

(1)观察体温及血压变化,发热时,注意有无伴随症状如畏寒、寒战、咽痛、肛周不适等,体温达 38.5 ℃以上时,可予以温水擦浴或冰块物理降温,观察降温效果,及时通知医师,及时更换汗湿的衣服及床单;血压降低时,要密切观察患者神志变化,保证输液通畅,观察尿量变化,防治休克。

(2)观察患者营养状况、活动情况、排便情况等。

(3)定期检测血常规变化,以便了解病情的发展及药物治疗的效果,随时调整药物剂量。

(4)观察化疗的不良反应。

(二)贫血的护理

(1)保证充足的休息及睡眠,减少活动。贫血严重的患者改变体位,如坐起或起立时动作应缓慢,由他人扶持协助,防止突然体位改变发生晕厥而摔伤。

(2)严重贫血、血红蛋白<60 g/L 时,应尽量卧床休息,必要时予氧气吸入,并做好生活护理,遵医嘱输注红细胞悬液。

(3)老年患者、耐受力较差的患者或贫血较重需要长期输血治疗的患者,有时患者的血红蛋白>60 g/L,但已出现明显的气促、头晕、耳鸣、面色苍白等贫血症状,也应积极采取输血治疗,以提高患者的生活质量。

(三)出血的护理

(1)密切观察患者有无出血倾向,如皮肤出血点、瘀斑、鼻出血、牙龈及眼底出血等。指导患者避免外伤。少量的鼻出血可用干棉球或蘸1∶1 000 肾上腺素棉球填塞压迫止血并局部冷敷;大量鼻出血时,应配合医师实施止血术。眼底出血者注意不能揉擦眼球,防止出血加重。牙龈出血者应用冷去甲肾上腺素盐水漱口,出血不止者可用明胶海绵贴敷。

(2)监测生命体征及血常规:当血小板计数<50×10⁹/L 时,要采取预防出血的措施;血小板计数<20×10⁹/L 时,患者应卧床休息。并观察有无头晕、头痛、视物模糊、心慌等症状。警惕内出血相关征象,如呕血、便血、咯血、血尿或头痛、恶心、呕吐、视物模糊、颈项强直、意识障碍等,及时报告医师做好抢救准备。

（3）护理动作轻柔,避免不必要的穿刺。

（4）关节腔出血给予冷敷,抬高患肢,减少活动。

（5）对服用类固醇的患者,给予抗酸治疗。

（6）必要时输注血小板、凝血因子、新鲜冷冻血浆。

（7）指导患者预防出血:用软毛牙刷刷牙,勿用牙签剔牙,以防牙龈损伤。禁用手挖鼻孔。勿用手搔抓皮肤,保持排便通畅,勿用力排便。每天饮水3 000 mL以上。

（8）避免使用含阿司匹林的制品。

（四）感染的护理

（1）保持病室整洁,定时通风,保持空气流通,温度在 18～22 ℃,湿度在60％。定时消毒空气和地面,维持环境清洁。避免或减少探视。工作人员及探视者在接触患者之前要认真洗手。定期进行室内空气及患者常用器具的细菌培养,监测环境的洁净度。定时洗澡更衣及更换床上罩单,重症患者行床上擦浴,保持皮肤清洁,必须外出检查时,戴口罩预防呼吸道感染。根据气温变化,随时增减衣物,防止受凉感冒。对于接受超大剂量化疗、免疫抑制剂治疗、干细胞移植治疗期间的患者,必要时采用保护性隔离护理,移居单间或空气层流洁净病房,实施全环境保护。

（2）保持口腔及皮肤清洁卫生,预防感染。于进餐前后和睡前晨起用生理盐水漱口,睡前晨起应用软毛刷刷牙;粒细胞缺乏时予口泰含漱液、制霉菌素液漱口。定期洗澡更衣,勤剪指甲;女性患者应注意会阴部清洁,经期应增加清洗次数;保持大便通畅,便秘者可给轻泻剂,如蜂蜜、番泻叶等,防止发生肛裂。便后用温水、盐水、艾力克稀释液或1∶5 000 高锰酸钾溶液坐浴,预防肛周感染。

（3）除体温观察外,注意咽、鼻腔、腋下、外阴、肛门等部位隐匿感染发现.

（4）实施各种注射、穿刺检查治疗技术应严格遵守无菌技术操作原则,皮肤消毒要彻底,操作后局部以无菌敷料保护不少于 24 小时。

（五）药物护理

（1）向患者讲解药物的作用、不良反应及有关的注意事项。

（2）化疗药物一般需新鲜配制,根据不同药物药理特点在相应时间内用完,以免影响疗效,如蒽环类化疗药物、长春碱类宜较快输注;而阿糖胞苷、高三尖杉酯碱宜缓慢滴注,确保剂量准确。

（3）化疗药物输注时应选择血流丰富的静脉,避开关节、反复穿刺及有瘢痕静脉,先用生理盐水建立输液通道,确保无误后再进行化疗药物的输注。注意保护血管。由于化疗药物刺激性强,疗程长,所以要由远端至近端有次序地选择和保留静脉,每次更换注射部位。静脉穿刺应一针见血,不拍打静脉,不挤压皮肤,以避免皮下出血。防止药物外渗,减轻局部刺激。化疗过程中加强巡视,并做好患者的相关教育,如发现化疗药物有外渗、外漏,应立即停止滴注,并回抽 2～3 mL血液,以吸除部分药液,然后拔出针头更换注射部位。外渗局部冷敷后再用 25％硫酸镁溶液湿敷,亦可用 2％利多卡因溶液＋地塞米松局部做环形封闭,观察局部的变化。必要时选用中心静脉或深静脉留置导管。

(4)对症处理化疗不良反应:如使用甲氧氯普胺、恩丹西酮等药,最大程度地减少恶心、呕吐的发生。预防尿酸性肾病。根据心脏功能等因素,化疗过程适当补液,保证每天尿量在 3 000 mL 以上,对入量足而尿仍少者,给予利尿剂。

(5)鞘内注射药物后应去枕平卧位 4～6 小时,以免头痛。

(六)输血的护理

严格遵守输血制度。一般先慢速滴注观察 15 分钟,若无不良反应,再按患者年龄、心肺功能、急慢性贫血及贫血程度调整滴速。输血过程中应密切观察输血引起的不良反应。

(七)饮食护理

(1)给予高蛋白、高维生素、高热量、营养丰富、易消化的饮食。注意饮食卫生,忌生冷及刺激性食物,防止发生肠道感染。口腔溃疡疼痛明显可予利多卡因漱口液含漱(0.9％生理盐水 250 mL＋2％利多卡因溶液 10～20 mL),以减轻疼痛。

(2)化疗期间鼓励患者多饮水,每天 2 000～3 000 mL,并遵医嘱给予别嘌醇及碳酸氢钠口服,以碱化、水化尿液,防止化疗期间细胞破坏引起的尿酸性肾病。

(3)化疗期间由于药物影响,患者进食少,应给予清淡合乎口味的饮食,注意食物的色、香、味,鼓励患者进食。

(4)血小板减少时,应指导患者进食少渣的软食,禁辛辣、生硬、刺激性食物,以防口腔黏膜损伤引起出血。

(八)安全护理

病区地面应防滑,走廊、厕所墙壁应安装扶手,带轮子的病床应有固定装置,使用期间固定牢靠。床边、桌上不要放置暖水瓶,防止被打翻而烫伤。

(九)心理护理

(1)急性白血病是一种恶性程度高的疾病,病死率高,治愈率低,治疗成本高。因此,患者容易产生紧张、恐惧和忧虑,甚至产生悲观绝望的情绪,这样常常会影响疾病的治疗和恢复。部分患者甚至出现自杀、自伤行为。

(2)了解患者的性格,对疾病的了解程度,注意患者的情绪变化,随时予以有针对性的心理疏导,帮助患者克服消极情绪。理解、关心患者,向患者及家属介绍本病的相关知识、国内外治疗此病的最新进展及成功病例,鼓励患者正视疾病,使其安心配合治疗与护理。

(3)治疗前向患者解释放、化疗中可能出现的不良反应,消除顾虑,取得配合。

(4)了解患者的社会支持情况,嘱家属、亲友给予支持和鼓励,建立社会支持网。

五、健康教育

(一)疾病预防指导

避免接触对造血系统有损害的理化因素,如电离辐射,亚硝胺类物质,染发剂、油漆等含苯物质,保泰松及其衍生物、氯霉素等药物。如应用某些细胞毒药物如氮芥、环磷酰胺、丙卡巴肼、依托泊苷等,应定期查血常规及骨髓象。

(二)疾病知识指导

指导患者进食含高蛋白、高热量、高维生素,清淡、易消化少渣软食,避免辛辣刺激食物,防止口腔黏膜损伤。多饮水,多食蔬菜、水果,以保持大便通畅。保证充足的休息和睡眠,适当加强健身活动,如散步、打太极拳、练剑等,以提高机体的抵抗力。避免损伤皮肤,沐浴时水温以 37～40 ℃ 为宜,以防水温过高促进血管扩张,加重皮肤出血。

(三)用药指导

向患者说明急性白血病缓解后仍应坚持定期巩固强化治疗,以延长疾病缓解期和生存期。

(四)预防感染和出血指导

注意保暖,避免受凉;讲究个人卫生,少去人群拥挤的地方;经常检查口腔、咽部有无感染,学会自测体温。勿用牙签剔牙,刷牙用软毛刷;勿用手挖鼻孔,天气干燥可涂金霉素眼膏或用薄荷油滴鼻;避免创伤。定期门诊复查血常规,发现出血、发热及骨与关节疼痛应及时就医。

(五)心理指导

向患者及其家属说明白血病是造血系统肿瘤性疾病,虽然难治,但目前治疗进展快、效果好,应树立信心。家属应为患者创造一个安全、安静、舒适和愉悦宽松的环境,使患者保持良好的情绪状态,有利于疾病的康复。化疗间歇期,患者可做力所能及的家务,以增强自信心。

第三节 多发性骨髓瘤

多发性骨髓瘤(multiple myeloma,MM)是恶性浆细胞病中最常见的一种类型。骨髓中有大量的异常浆细胞(或称骨髓瘤细胞)克隆性增殖,引起广泛溶骨性骨骼破坏、骨质疏松,血清中出现单克隆免疫球蛋白(M 蛋白),正常的多克隆免疫球蛋白合成受抑制,尿中出现本-周蛋白,从而引起不同程度的肾损害、贫血、免疫功能异常。发病年龄大多在 50~60 岁,男女之比为 3∶2。根据血清 M 成分的特点可分为 IgG 型、IgA 型、IgD 型、IgM 型、IgE 型、轻链型、非分泌型以及双克隆或多克隆免疫球蛋白型,其中 IgG 型最常见。

一、病因与发病机制

可能与病毒感染、电离辐射、接触工业或农业毒物,慢性抗原刺激及遗传因素有关。

二、临床表现

(一)骨骼损害

骨痛为常见症状,以腰骶部最多见,有自发性骨折的可能。

(二)感染

细菌和病毒感染。

(三)贫血

部分患者以贫血为首发症状。

(四)高钙血症

呕吐、乏力、意识模糊、多尿或便秘等。

(五)肾功能损害

蛋白尿、管型尿和急、慢性肾衰竭。

(六)高黏滞综合征

头晕、眼花、耳鸣、手指麻木、冠状动脉供血不足、慢性心力衰竭、意识障碍甚至昏迷。

(七)出血倾向

鼻出血、牙龈出血和皮肤紫癜多见。

(八)淀粉样变性和雷诺现象

常见舌和腮腺肿大、心脏扩大、腹泻便秘、皮肤苔藓样变、外周神经病变以及肝肾功能损害等。如 M 蛋白为冷球蛋白,则出现雷诺现象。

(九)髓外浸润

器官肿大、神经损害、髓外骨髓瘤、浆细胞白血病。

三、辅助检查

(一)血常规

正常细胞性贫血,晚期可见大量骨髓瘤细胞。

(二)骨髓象

浆细胞异常增生,并伴有质的改变。

(三)血液生化检查

1.单株免疫球蛋白血症的检查

蛋白电泳出现 M 蛋白;免疫电泳发现重链;血清免疫球蛋白定量测定发现 M 蛋白增多,正常免疫球蛋白减少。

2.血钙、磷测定

高钙血症;晚期肾功能减退,血磷也升高。

3.血清 β_2 微球蛋白和血清蛋白测定

可评估肿瘤负荷及预后。

4.C 反应蛋白和血清乳酸脱氢酶测定

反应疾病的严重程度。

5.尿和肾功能监测

90%的患者有蛋白尿,血清尿素氮和肌酐可升高,约半数患者尿中出现本-周蛋白。

(四)影像学检查

X线检查、CT、MRI等。

四、治疗

治疗原则是,无症状或无进展的患者可以仅观察,每3个月复查1次。有症状的患者应积极化疗及进行造血干细胞移植。

(一)化学治疗

常用化疗方案见表7-1。来那度胺是一种有效的沙利度胺类似物,与地塞米松联合用于治疗复发或难治性MM。

表 7-1　骨髓瘤常用联合治疗方案

方案	药物
MPT	美法仑(马法兰)、泼尼松、沙利度胺
VAD	长春新碱、多柔比星、地塞米松
PAD	硼替佐米、多柔比星、地塞米松
VADT	长春新碱、多柔比星、地塞米松、沙利度胺
DT	地塞米松、沙利度胺
DTPAEC	地塞米松、沙利度胺、顺铂、多柔比星、环磷酰胺、依托泊苷

(二)骨病的治疗

双膦酸盐有抑制破骨细胞的作用。

(三)高钙血症

水化、利尿;使用双膦酸盐;糖皮质激素和(或)降钙素。

(四)贫血

可考虑使用促红细胞生成素治疗。

(五)肾功能不全

水化、利尿;有肾衰竭者,应积极透析;慎用非甾体类消炎镇痛药;避免使用静脉造影剂。

(六)高黏滞血症

血浆置换可作为症状性高黏滞血症患者的辅助治疗。

(七)感染

若出现症状,应用抗生素治疗。

(八)干细胞移植

自体干细胞移植可提高缓解率,清髓性异基因干细胞移植可在年轻患者中进行,常用于难治性、复发患者。

五、护理措施

(一)一般护理

1.饮食

给予高热量、低蛋白、富含维生素、易消化饮食,肾功能不全者给予低盐饮食,保证每天饮水量为 2 000～3 000 mL。

2.运动与休息

注意卧床休息,使用硬板床或硬床垫,适度运动,劳逸结合,不做剧烈活动和扭腰、转体等动作。翻身时,动作轻柔,避免拖拉硬拽。骨质疏松患者不宜久站、久坐或较长时间固定于一种姿势。

(二)病情观察

注意观察患者疼痛的程度、性质及患者对疼痛的反应;密切监测患者体温变化,观察有无乏力、头晕、眼花、耳鸣等症状;观察出血的部位、主要表现形式、发展或消退情况;严密观察患者皮肤情况,预防压疮发生。观察尿常规、尿液性质、尿量等。

(三)对症护理

1.疼痛护理

协助患者睡硬板床,采取舒适卧位,适当按摩病变部位,避免用力过度。护士应耐心倾听患者对疼痛的主述,安抚患者,使其情绪稳定。指导患者放松,采用听音乐、自我暗示、按摩、针灸等方法转移注意力。遵医嘱应用镇痛药,选择合适的镇痛药及给药途径,密切关注疗效及不良反应。

2.躯体活动障碍护理

保持床单平整干燥,避免潮湿、皱褶等物理刺激;协助患者更换体位,适度床上活动。截瘫患者应保持肢体功能位,保持皮肤清洁干燥,严密观察皮肤情况,预防压疮发生。

3.排尿异常护理

密切观察患者尿量、颜色、性质,鼓励患者多饮水,遵医嘱给予患者碱化、利尿等措施。

4.受伤危险的护理

确保环境安全,地面干燥,夜间应保持病室仍有微弱灯光,家属陪伴活动;出现手指麻木时,嘱患者不要接触锐器及过烫的物品。

(四)用药护理

1.美法仑

最常见的不良反应是骨髓抑制,可导致白细胞和血小板计数减少,30%以上的患者口服后可出现胃肠道不适,如恶心、呕吐等,可相应给予保护胃黏膜的药物或止吐药物。

2.沙利度胺

抑制血管生成,其不良反应有镇静作用、困倦、头晕等,停药后可以消退。注意不能从事高空作业。长期大剂量使用本品可出现多发性神经炎、感觉异常等现象,一旦出现应立即停药。

3.硼替佐米

不良反应主要有疲劳、乏力、恶心、腹泻、食欲缺乏、周围神经病、发热等,应严密观察,给予相应措施。

4.双磷酸盐

使用静脉制剂应严格掌握输注速度。

(五)心理护理

多发性骨髓瘤患者治疗时间长,病情反复,病理性骨折导致其疼痛难忍,生活质量下降,心理负担较重。护士应及时与患者沟通,关心、体贴、安慰患者,使其获得情感支持,增强战胜疾病的信心,积极配合治疗。

六、健康指导

向患者及家属讲解疾病的相关知识。注意卧床休息,睡硬板床,适度运动,劳逸结合,避免剧烈活动。遵医嘱用药,定期复查与巩固治疗。若活动后出现剧烈疼痛,可能发生病理性骨折,应立即就医。注意预防感染,出现发热应及时就诊。

第八章

普外科护理

第一节　急性乳腺炎

急性乳腺炎是乳腺的急性化脓性感染,多因乳汁淤积与细菌入侵所致,患者多为产后哺乳的妇女,尤以初产妇更为多见,往往发生在产后3～4周。临床多以乳房疼痛、局部红肿、发热等急性化脓性感染症状为主。近年来,随着孕期和产褥期卫生知识的普及,哺乳期乳腺炎的发病率已呈下降趋势,而非哺乳期乳腺炎则呈上升趋势。

一、临床表现

(一)症状

(1)哺乳期乳腺炎以初产妇多见,多发生在产后3～4周,也可发生于断奶时,6个月后婴儿已长牙,易致乳头损伤。

(2)患者感觉乳房疼痛、局部红肿、发热。

(3)一般起初呈蜂窝织炎表现,数天后形成脓肿。

(4)可形成乳房后脓肿,严重者可并发脓毒症。

(5)非哺乳期乳腺炎的发病高峰在20～40岁,50％以上患者为未婚未育的年轻女性。非哺乳期乳腺炎囊括了婴儿期、青春期、绝经期和老年期。

(6)乳房痛,脓肿形成,全身炎症反应轻。

(7)常有乳房反复炎症及疼痛史,可有反复手术引流史。

(二)体征

1.哺乳期乳腺炎

(1)乳房局部红肿,压痛。

(2)随着炎症发展,患者可有寒战、高热、脉搏加快。

(3)常有患侧淋巴结肿大、压痛。

(4)形成脓肿后,脓肿可以是单房或多房性,可向外溃破。

2.非哺乳期乳腺炎

(1)非哺乳期乳腺炎是一种非细菌性、有自愈过程的炎症表现。

(2)乳房压痛,脓肿形成。

(3)部分病例脓肿可自行穿破、流脓。

(4)全身反应较轻。

(5)瘘管可与乳头附近的输乳管相通,经久不愈,严重者多发瘘管及乳房变形。

二、辅助检查

(一)血常规检查

白细胞计数明显增高,有核左移表现。

(二)B超检查

初期无明显变化,疾病进展可有脓腔形成,甚至形成乳房后脓肿。

(三)细针穿刺活检和病理学检查

在压痛最明显的炎症区域进行穿刺,抽到脓液表示脓肿已形成,病理学以脓细胞为主,脓液应做细菌培养及药物敏感试验。

三、鉴别诊断

炎性乳腺癌:并不多见,局部皮肤可呈炎症样表现。特点是发展迅速、预后差。开始时比较局限,不久即扩散到乳房大部分皮肤,皮肤发红、水肿、增厚、粗糙、表面温度升高。抗生素治疗无效。主要通过细针穿刺活检与病理学检查鉴别。

四、治疗

(一)非手术治疗

1.哺乳期乳腺炎

原则是消除感染,排空乳汁。呈蜂窝织炎表现而未形成脓肿前,应用抗生素可获得良好的结果。

(1)主要病原菌为金黄色葡萄球菌,可不必等待细菌培养结果,应用青霉素治疗,或用苯唑西林钠,每次 1 g,每天 4 次肌内注射或静脉滴注。

(2)若患者青霉素过敏,则应用红霉素。

(3)如果治疗后病情无明显改善,应重复穿刺证明有无脓肿形成,并根据细菌培养结果指导用药。

2.非哺乳期乳腺炎

根据临床表现选择治疗方案,有感染时,可应用抗生素治疗。

(二)手术治疗

(1)哺乳期乳腺炎:脓肿形成后,主要治疗措施是及时做脓肿切开引流。

(2)非哺乳期乳腺炎:脓肿形成可行脓肿引流术加扩创。反复手术引流复发者可考虑做皮下乳房切除术或全乳切除术。部分年轻患者可同期或择期选择做乳房再造术。

五、护理措施

(一)饮食与休息

指导患者进食高热量、高蛋白、高维生素、低脂肪且易消化的流质和半流质饮食,鼓励患者多饮水,以增强自身的抵抗力,全身症状重者应静脉输液,患者应卧床休息。保持室内通风,室温控制在 18～22 ℃,湿度在 50%～60%。

(二)对症护理

高热时及时给予降温。出汗后及时更换衣服,以防感冒。患者出现寒战时给予保暖,加盖棉被、毛毯或给热水袋、饮热开水等。

(三)病情观察

定时检测患者生命体征的变化,了解白细胞计数及分类变化,必要时做血或脓液细菌培养及药物敏感试验。

(四)控制感染

遵医嘱早期应用抗生素,并注意观察用药效果和不良反应。

(五)患侧乳房的护理

(1)促使乳汁通畅排出,患乳暂停哺乳,定时使用吸乳器吸净积乳。

(2)促进乳房血液循环,减轻疼痛,指导患者使用合适的乳罩托起乳房,并减少对患侧乳房的触碰。

(3)炎症初期应做局部物理疗法及药物外敷,促使炎症消散或局限。脓肿形

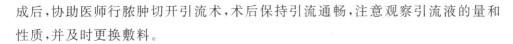

成后,协助医师行脓肿切开引流术,术后保持引流通畅,注意观察引流液的量和性质,并及时更换敷料。

六、健康指导

(一)预防产后乳头破损

初产妇乳头皮肤娇嫩,婴儿吮吸容易破裂,在妊娠后期嘱产妇每天用肥皂水或温水擦洗乳头,并用手指按摩乳头,使乳头表皮坚韧不易破损。

(二)矫正乳头内陷

乳头内陷孕妇,应在分娩前3～4个月开始用手法矫正。每天清晨或睡前用手指在乳晕处向下压乳房组织,另一手将乳头向外牵拉,待乳头稍突后,改用手指捏住乳头根部轻轻向外提拉,并揉捏乳头数分钟,长期坚持可使内陷乳头隆起。

(三)防止乳汁淤积

每次哺乳应将乳汁吸尽;剩余乳汁可用手按摩排空或用吸乳器吸净。

(四)防止细菌入侵

哺乳前后应清洗乳头,并注意婴儿口腔卫生,避免婴儿养成含着乳头睡觉的习惯。婴儿口腔有感染时要及时用药,如有乳头破损,应局部涂抗生素软膏,暂停哺乳,待愈合后再行哺乳。

第二节 乳 腺 癌

乳腺癌是女性常见的恶性肿瘤之一,发病率位居女性恶性肿瘤的首位,严重危害妇女的身心健康。目前,通过采用综合治疗手段,乳腺癌已成为疗效最佳的实体肿瘤之一。

一、临床表现

(1)乳腺肿块。

(2)乳头溢液。

(3)皮肤改变,如"酒窝征""橘皮样改变""皮肤卫星结节"。

（4）乳头、乳晕异常。

（5）腋窝淋巴结肿大。

二、辅助检查

（一）乳腺触诊

进行乳腺触诊前应详细询问乳腺病史、月经史、婚姻史、既往肿瘤家族史（乳腺癌、卵巢癌）。绝经前妇女最好在月经结束后进行乳腺触诊。

（二）影像学检查

（1）乳腺 X 线检查。

（2）乳腺超声检查。

（3）MRI 检查。

（三）组织病理学诊断

组织病理学诊断是乳腺癌的确诊和治疗依据，是通过综合分析临床各种信息及病理形态得出的最后诊断。进行组织病理学诊断时，需要临床医师提供完整、确切的临床情况和及时、足量的组织标本。

三、治疗

（一）手术治疗

1.手术治疗原则

乳腺癌手术范围包括乳腺和腋窝淋巴结两部分。乳腺手术有肿瘤扩大切除术和全乳切除术。腋窝淋巴结可行前哨淋巴结活检和腋窝淋巴结清扫，除原位癌外，均需了解腋窝淋巴结状况。选择手术术式应综合考虑肿瘤的临床分期和患者的身体状况。

2.乳腺手术

（1）乳房切除手术。适应证为 TNM 分期中 0、Ⅰ、Ⅱ期及部分Ⅲ期且无手术禁忌的患者。主要采用的是乳腺癌改良根治术。

（2）保留乳房手术。严格掌握保乳手术适应证。实施保乳手术应具备保乳手术切缘的组织学检查设备与技术，保证切缘阴性；保乳术后放疗的设备与技术。保乳手术适用于患者有保乳意愿，乳腺肿瘤可以完整切除，达到阴性切缘，并可获得良好的美容效果。年轻不作为保乳手术的禁忌，≤35 岁的患者有相对高的复发和再发乳腺癌的风险，在选择保乳时，应向患者充分交代可能存在的风险。

(二)放疗

1.早期乳腺癌保乳术后放疗

原则上所有保乳手术后的患者均需要放疗,可选择常规放疗或适形调强放疗。70 岁以上、TNM 分期为 I 期、激素受体阳性的患者可以考虑选择单纯内分泌治疗。

2.乳腺癌改良根治术后放疗

对术后全身治疗包括化疗或(和)内分泌治疗者,有高危因素存在,需在术后进行放疗。

3.乳腺癌新辅助化疗后、改良根治术后放疗

放疗指征与未接受新辅助化疗相同。参考新辅助化疗前的初始分期。放疗技术和剂量同未接受新辅助化疗的改良根治术后放疗。

4.乳腺癌根治术或改良根治术后局部区域复发的放疗

胸壁和锁骨上淋巴引流区是乳腺癌根治术或改良根治术后复发最常见的部位。胸壁单个复发原则上应在手术切除肿瘤后进行放疗;若手术无法切除,应先进行放疗。既往未做过放疗的患者,放疗范围应包括全部胸壁和锁骨上/下区域。锁骨上复发的患者如既往未进行术后放疗,照射靶区需包括患侧全胸壁。如腋窝或内乳淋巴结无复发,无须预防性照射腋窝和内乳区。既往做过放疗的复发患者,必要时设小野局部照射。局部区域复发患者在治疗前需取得复发灶的细胞学或组织学诊断。

(三)化疗

1.晚期乳腺癌化疗

(1)符合下列某一条件的患者首选化疗:①年龄<35 岁;②疾病进展迅速,需要迅速缓解症状;③ER/PR 阴性;④存在有症状的内脏转移。

(2)化疗药物与方案:①多种药物对于治疗乳腺癌均有效,其中包括蒽环类、紫杉类、长春瑞滨、卡培他滨、吉西他滨、铂类药物等。②应根据患者特点、治疗目的制订个体化方案。③序贯单药化疗适用于转移部位少、肿瘤进展较慢、无重要器官转移的患者,注重考虑患者的耐受性和生活质量。④联合化疗适用于病变广泛且有症状,需要迅速缩小肿瘤的患者。⑤既往使用过的化疗药物应避免再次使用。患者首次化疗选择蒽环类药物为主方案,或蒽环类药物联合紫杉类药物;蒽环类药物治疗失败的患者一般首选含紫杉类药物的治疗方案;而蒽环类和紫杉类均失败时,可选择长春瑞滨、卡培他滨、吉西他滨、铂类等单药或联合化疗。

2.新辅助化疗

新辅助化疗是指为降低肿瘤临床分期,提高切除率和保乳率,在手术或手术加局部放疗前,首先进行全身化疗的一种治疗方法。

(1)适应证:①临床分期为ⅢA(不含 T_3、N_1、M_0)、ⅢB、ⅢC;②临床分期为ⅡA、ⅡB、ⅢA(仅 T_3、N_1、M_0)期,除了肿瘤大小以外,符合保乳手术的其他适应证。

(2)化疗方案:术后辅助化疗方案均可应用于新辅助化疗,推荐含蒽环类和(或)紫杉类药物的联合化疗方案。

(四)内分泌治疗

1.晚期乳腺癌的内分泌治疗

(1)首选内分泌治疗的适应证:①患者年龄>35 岁;②无病生存期>2 年;③仅有骨和软组织转移,或存在无症状的内脏转移;④ER 和(或)PR 阳性。

(2)药物选择与注意事项:①根据患者月经状态选择适当的内分泌治疗药物。一般绝经前患者优先选择他莫昔芬,亦可联合药物或手术去势。绝经后患者优先选择第三代芳香化酶抑制剂,通过药物或手术达到绝经状态的患者也可以选择芳香化酶抑制剂。②他莫昔芬和芳香化酶抑制剂失败的患者,可以考虑换用化疗,或者换用其他内分泌药物,例如孕激素或托瑞米芬等。

2.辅助内分泌治疗

(1)适应证:激素受体阳性的早期乳腺癌。

(2)药物选择与注意事项:①绝经前患者辅助内分泌治疗首选他莫昔芬。②绝经前高复发风险的患者,可以联合卵巢抑制/切除。③他莫昔芬治疗期间,如果患者已经绝经,可以换用芳香化酶抑制剂。④绝经后患者优先选择第三代芳香化酶抑制剂,建议起始使用。⑤不能耐受芳香化酶抑制剂的绝经后患者,仍可选择他莫昔芬。⑥术后辅助内分泌治疗的患者,其治疗期限为 5 年。⑦针对具有高复发危险因素的患者,可以延长内分泌治疗时间,延长用药仅针对第三代芳香化酶抑制剂。制订个体化治疗方案。⑧激素受体阴性的患者,不推荐进行辅助内分泌治疗。

(五)靶向治疗

目前,针对 HER-2 阳性的乳腺癌患者可进行靶向治疗,主要药物是曲妥珠单克隆抗体。

四、护理措施

(一)病情观察

观察患者生命体征、两侧乳房的情况,放疗反应及放射野皮肤情况,有无胸痛、气急、骨痛、黄疸等肺、骨、肝的远处转移症状。

(二)饮食护理

进食高蛋白、高热量、富含维生素和膳食纤维的食物,避免高脂肪饮食,戒烟酒,禁服含雌激素的保健品。

(三)休息和体位

自动体位,适当活动。

(四)用药护理

(1)静脉输注化疗药物前,给患者讲解应用中心静脉置管的必要性。拒绝中心静脉置管者要签署《化疗药物外周静脉滴注同意书》,并告知可能出现的不良反应及后果。

(2)化疗时,按药物使用说明的要求调节滴速,加强巡视,防止药物外渗。

(3)密切观察和发现化疗药物的毒性反应,及时给予处理。

(4)遵医嘱应用止痛药物、靶向药物、内分泌药物,并指导用药方法,观察药物作用及不良反应情况。

(五)放疗护理

(1)保护放射野标记的完好。

(2)保护受照射皮肤,内衣宜柔软、宽大、吸湿性强;照射部位忌用肥皂和粗毛巾擦洗;局部不可粘贴胶布或涂抹乙醇及刺激性油膏;避免冷热刺激,避免阳光直射。

(3)放射野皮肤如有红、肿、疼痛、破溃,及时报告医师,给予对症处理。

(六)家庭护理

1.复查

遵医嘱定期复诊,注意携带胸部影像资料及病历资料。

2.饮食指导

进食高蛋白、高热量、富含维生素和膳食纤维的食物,避免高脂肪饮食,戒烟酒,禁服含雌激素的保健品。

3.患肢指导

(1)根治术后患者,患肢不能采血、注射、静脉输液或测血压。

(2)避免患肢循环不畅,不要在患侧上肢戴过紧的首饰,穿过紧的衣服,患肢避免持物过久或拿重物,避免长时间向下甩臂的动作;做家务时戴手套,避免用过热的水。

(3)如有轻微水肿,可抬高患肢,使用弹力袖套;限制盐的摄入;局部避免过热或受伤,如水肿不缓解或加重,及时就诊。

4.生活指导

乳腺癌术后身体恢复后不影响夫妻生活,对有生育要求的患者,术后5年内避免妊娠。

5.随诊

放疗后2～10周如出现刺激性咳嗽、呼吸困难、体温升高,应警惕放射性肺炎,应及时就诊,并带好疾病相关资料。

五、健康指导

(一)专科指导

(1)患肢水肿主要原因为上臂淋巴、静脉回流障碍所致,一般抬高上臂可缓解。

(2)患肢要避免提重物;避免在患肢静脉输液、抽血、测血压等。

(二)康复锻炼

指导患者进行患肢功能锻炼,如肩关节旋转、手指爬墙、梳头等;穿衣先穿患侧,脱衣先脱健侧。注意患肢的旋转、后伸,做轻度扩胸运动,避免劳累,循序渐进。

(三)心理指导

因胸部形态及自理能力改变导致患者抑郁、自卑心理,应取得家属配合,有计划地做好情感干预及自我修饰指导,如戴义乳、穿宽松衣服等。有要求修复胸壁外形的患者,可行乳房再造手术,以提高生活质量。

第三节　急性阑尾炎

急性阑尾炎是普外科最常见的急腹症,主要表现为转移性右下腹痛、阑尾点

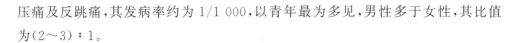

压痛及反跳痛,其发病率约为 1/1 000,以青年最为多见,男性多于女性,其比值为(2～3):1。

一、临床表现

(一)症状

1.腹痛

腹痛是急性阑尾炎最常见的症状。70%～80%的患者可出现典型的转移性右下腹痛,即腹痛发作始于上腹,逐渐移向脐部,6～8小时后转移并局限在右下腹,但也有部分患者发病时即出现右下腹痛。

不同病理类型的阑尾炎,其腹痛也有差异,单纯性阑尾炎可表现为轻度隐痛;化脓性阑尾炎可表现为阵发性腹痛和剧痛;坏疽性阑尾炎呈持续性剧烈腹痛;穿孔性阑尾炎因阑尾腔压力骤降,腹痛可暂时性缓解,但出现腹膜炎后,腹痛又有持续加剧。

不同位置的阑尾炎,腹痛部位也有区别,盲肠后位阑尾炎可呈右侧腰部疼痛;盆位阑尾炎呈耻骨上区腹痛;肝下区阑尾炎可呈右上腹痛,极少数左位阑尾可出现左下腹痛。

2.胃肠道症状

90%的患者可出现各种胃肠道症状,发病早期即可出现厌食、恶心和呕吐症状,少数可发生便秘、腹泻。盆位阑尾炎可因炎症刺激直肠和膀胱引起排便、里急后重症状;弥漫性腹膜炎可引起麻痹性肠梗阻,出现腹胀、排气及排便减少等症状。

3.全身症状

早期可出现乏力,体温多为正常或低热。炎症加重或合并穿孔可出现高热、寒战、脉速等全身中毒症状。如发生化脓性门静脉炎,可出现寒战、高热和轻度黄疸。

(二)体征

1.右下腹压痛

右下腹压痛是急性阑尾炎最常见的重要体征。压痛点通常位于麦氏点,可随阑尾位置的变异而改变,但压痛点始终在一个固定的位置上。发病早期腹痛尚未转移至右下腹时,右下腹即可出现固定压痛,且压痛的程度与病变程度相关。当炎症加重,压痛的范围也随之扩大;当阑尾穿孔时,疼痛和压痛的范围可波及全腹,但此时仍以阑尾所在位置的压痛最明显,用叩诊来检查更为准确。也可嘱患者左侧卧位,体检效果会更好。老年人对压痛的反应较轻。

2.腹膜刺激征

腹膜刺激征主要包括反跳痛、腹肌紧张、肠鸣音减弱或消失等,提示阑尾炎加重,可能出现化脓、坏疽或穿孔等病理改变。腹膜炎范围扩大,说明局部腹腔内有渗出或阑尾穿孔。但是儿童、老人、妊娠妇女、肥胖者、虚弱者或盲肠后位阑尾炎患者腹膜刺激征可不明显。

3.右下腹包块

如体检发现右下腹饱满,扪及一压痛性包块,边界不清,固定,应考虑阑尾周围脓肿的诊断。

4.其他辅助性体征

(1)结肠充气试验:患者仰卧位,用右手压住左下腹降结肠部,再用左手按压近端结肠,结肠内气体可传至盲肠和阑尾,引起右下腹疼痛者为阳性。

(2)腰大肌试验:患者左侧卧位,将右大腿后伸,引起右下腹疼痛者为阳性,说明阑尾靠近腰大肌处。

(3)闭孔内肌试验:患者仰卧位,将右髋和右膝均屈曲 $90°$,然后被动向内旋转,引起右下腹疼痛者为阳性,提示阑尾位置较低,靠近闭孔内肌。

(4)直肠指诊:如阑尾位于盆腔或阑尾炎症波及盆腔,指诊时有直肠右前方触痛。当阑尾穿孔时,直肠前壁压痛广泛;当形成阑尾周围脓肿时,有时可触及痛性肿块。

二、辅助检查

(一)实验室检查

多数急性阑尾炎患者的白细胞计数和中性粒细胞比例升高。白细胞计数升高到 $(10\sim20)\times10^9/L$,可发生核左移。单纯性阑尾炎或老年患者的白细胞计数可无明显升高。尿液分析常无异常,如尿液中出现少量红细胞,说明炎性阑尾刺激右侧输尿管或膀胱,有明显血尿说明存在泌尿系统的原发病变。在生育期有闭经史的女患者,应检查血清 β-HCG,以除外产科情况。血清淀粉酶和脂肪酶检测有助于除外急性胰腺炎。

(二)影像学检查

1.腹部 X 线片

可见盲肠扩张和液-气平面,如穿孔可见气腹征和横结肠扩张等。

2.B 超检查

可显示阑尾呈低回声的管状结构,压之形态不改变,较僵硬,横切面呈同心圆样靶状图形;出现阑尾周围脓肿时,可见包块影。

3.CT 检查

可见阑尾增粗、壁厚和周围组织炎性改变等,还可用于发现周围脓肿和炎性肿块,观察腹部和其他盆腔器官的病情。

4.腹腔镜检查

腹腔镜检查是除手术外诊断阑尾最为肯定的方法。对于有条件的单位,腹腔镜检查也可用于诊断急性阑尾炎并同时做阑尾切除术。

三、治疗

(一)非手术治疗

仅限于单纯性阑尾炎及急性阑尾炎的早期阶段,患者不接受手术治疗、客观条件不允许或伴有其他严重器质性疾病有手术禁忌证者。主要措施包括卧床、禁食、选择有效的抗生素、补充水电解质和营养支持。

(二)手术治疗

绝大多数急性阑尾炎一旦确诊,应早期施行阑尾切除术,手术前应积极准备,补充水电解质,使用预防性抗生素,有助于预防术后感染的发生。根据不同的病理变化和患者条件,采用不同的手术方式。

1.急性单纯性阑尾炎

行阑尾切除术,切口一期缝合。有条件的也可采用经腹腔镜阑尾切除术。

2.急性化脓性或坏疽性阑尾炎

行阑尾切除术,腹腔如有脓液,应吸出后清洗,注意保护切口,一期缝合。

3.穿孔性阑尾炎

宜采用右下腹经腹直肌切口,利于术中探查和确诊,切除阑尾,清除腹腔脓液或冲洗腹腔,根据情况放置腹腔引流。术中注意保护切口,冲洗切口,行一期缝合。术后注意观察切口,有感染时及时引流。

4.阑尾周围脓肿

阑尾脓肿尚未破溃穿孔时,应按急性化脓性阑尾炎处理。如脓肿扩大,无局限趋势,宜先行 B 超检查,确定切口部位后,行手术切开引流,并尽量行阑尾切除,再通过 U 字缝合关闭阑尾开口的盲肠壁,防止肠瘘发生。术后加强支持治疗,合理使用抗生素。

(三)阑尾切除术的技术要点

1.麻醉

一般采用硬脊膜外麻醉,也可采用局部麻醉。

2.切口选择

一般情况下宜采用右下腹麦氏切口或横切口。如诊断不明确或腹膜炎较广泛,应采用右下腹经腹直肌探查切口,以便术中进一步探查和清除脓液。切口应加以保护,防止被污染。

3.寻找阑尾

一般沿盲肠、回肠末端和回肠系膜追踪至盲肠三条结肠带的汇合处即可寻见。如仍未找到阑尾,应考虑盲肠后位阑尾,可用手指探查盲肠后方,或剪开盲肠外侧腹膜,将盲肠外翻即可显露盲肠后方的阑尾。

4.处理阑尾系膜

提取阑尾系膜,于阑尾根部相应位置钳夹、切断系膜后确切结扎或缝扎。如阑尾系膜肥厚或较宽,应分次钳夹、切断后结扎或缝扎系膜。

5.处理阑尾根部

距根部 0.5 cm 处轻轻钳夹阑尾后,用丝线结扎阑尾,在距结扎线远侧0.5 cm处切断阑尾,残端用碘酊、乙醇涂擦处理,最后于盲肠壁上缝荷包线将阑尾残端埋入。于盲肠壁距阑尾根部周围 1.0 cm 处行浆肌层荷包缝合,勿将阑尾系膜缝在内,针距为 2～3 mm。荷包缝合不宜过大,防止肠壁内翻过多,形成无效腔。最后在无张力下将系膜绑扎在盲肠端缝线下覆盖加固。

6.特殊情况下阑尾切除术

(1)阑尾尖端粘连固定:可先将阑尾于根部结扎切断,残端处理后再分段切断阑尾系膜,最后切除整个阑尾。

(2)盲肠后位阑尾:宜剪开侧腹膜,将盲肠向内翻,显露阑尾后将其切除,再将侧腹膜缝合。

(3)盲肠水肿不宜用荷包缝合时,宜用 8 字或 U 字缝合。

(4)局部渗出或脓液不多,用纱布多次蘸净,不要用生理盐水冲洗,以防炎症扩散。如已穿孔,脓液较多,应彻底清除腹腔脓液或冲洗腹腔并放置引流。

(5)如合并移动盲肠,阑尾切除后,应同时将盲肠皱襞折叠紧缩缝合。

四、护理措施

(一)非手术治疗患者的护理

1.加强病情观察

严密观察患者的生命体征、腹痛及腹部体征的情况。如体温升高,脉搏、呼吸增快,提示炎症较重,或炎症已有扩散。

2.控制感染

遵医嘱及时使用有效抗生素。

3.缓解疼痛

卧床休息,取半卧位,右膝屈曲,该姿势可使腹肌松弛,减轻疼痛。疼痛明显者,可遵医嘱给予解痉剂,禁用吗啡或哌替啶,以免掩盖病情。

4.心理护理

了解患者及家属的心理反应,适时地向其讲解有关知识,减轻患者对手术的焦虑及恐惧,使其能够积极配合治疗及护理。

5.对症护理

禁食,遵医嘱给予静脉输液,保持水及电解质平衡。高热患者可给予物理降温。便秘者禁忌灌肠和使用泻剂。

(二)手术治疗患者的护理

1.加强病情观察

监测患者生命体征并准确记录。注意观察患者腹部体征变化,发现异常及时通知医师并配合处理。

2.体位和活动

患者术后采取去枕平卧位,全身麻醉清醒或硬膜外麻醉6小时后可取半卧位。术后应鼓励患者早期离床活动,以促进肠蠕动恢复,防止肠粘连发生。

3.饮食护理

术后禁食、胃肠减压,经静脉补液。待肛门排气后,可进流食,避免甜饮料或牛奶。进流食后如无不适反应,可改进半流食,如粥、米糊等,以后逐渐过渡为普食。

4.切口和引流管护理

保持切口敷料清洁干燥,及时更换污染敷料,并观察切口愈合情况。

(三)并发症观察及护理

1.腹腔内出血

由阑尾系膜结扎线脱落,系膜血管出血引起,表现为手术后 24 小时内腹痛、腹胀,血压进行性下降、脉搏增快、面色苍白。应立即平卧、吸氧、补液、输血,报告医师,做好手术止血准备。

2.切口感染

化脓性、坏疽性及穿孔性阑尾炎术后易发生切口感染。手术后 2~3 天切口疼痛,局部红肿、压痛,按压有波动感,可确定为切口感染。应报告医师,穿刺抽脓或拆线敞开切口,清除坏死组织和异物,放置引流,定期换药直到愈合。

3.腹腔脓肿

腹腔脓肿常发生于年老体弱或穿孔性阑尾炎术中腹腔脓液清理引流不彻底的患者。表现为手术后 5~7 天体温再次升高,腹痛、腹胀,大便次数增多,伴有里急后重,护理同急性腹膜炎患者的护理。

4.粪瘘

多因阑尾残端结扎线脱落、盲肠损伤或并发盲肠结核、癌等引起,很少见。表现为发热、腹痛、切口有气体及粪便样物溢出,不易愈合。应加强皮肤护理,局部可涂氧化锌软膏,防止皮肤糜烂。多数粪瘘经非手术治疗可自愈。如长期不愈合需要手术修补。

5.粘连性肠梗阻

阑尾切除术后发生肠粘连的机会较多,与局部炎症、手术损伤、异物、术后活动等多种因素有关。手术后应早期离床活动,预防肠粘连的发生。

五、健康指导

(1)应向非手术治疗患者解释治疗目的,教会患者自我观察临床表现的变化。

(2)教会手术后患者有关饮食、活动的注意事项。

(3)应嘱阑尾周围脓肿患者出院 3 个月后再次入院行阑尾切除术。

(4)嘱患者出院后若发现异常,如腹痛、恶心、呕吐等,应及时就诊。

第九章

泌尿外科护理

第一节 肾 损 伤

肾深藏于肾窝,受到肋骨、腰肌、脊椎和前面的腹壁、腹腔内脏器、上面膈肌的保护,正常肾有一定的活动度,不易受损。但肾质地脆,包膜薄,周围有骨质结构,一旦受暴力打击也可以引起肾损伤,如肋骨骨折断端可穿入肾实质而使肾脏受到损伤。肾损伤病因主要有闭合性损伤、开放性损伤和医源性损伤。肾损伤包含有开放性损伤和闭合性损伤两种类型,而肾损伤中大部分都是闭合性损伤。肾损伤包含肾蒂裂伤、肾挫伤、肾全层破裂和肾部分裂伤四种,其中肾蒂裂伤的危害程度最大。

一、病因与受伤机制

(一)按受伤机制分类

1.根据伤口开放与否

可分为开放性肾损伤和闭合性肾损伤两种。

(1)开放性肾损伤:开放性肾损伤多见于刀扎伤,且多合并胸、腹及其他器官损伤。

(2)封闭式肾损伤:封闭式肾损伤占肾脏损伤的70%,包括直接和间接暴力以及自发性肾破裂,暴力是由外力直接撞击或挤压上腹部或肾脏区域而直接造成的,多出于最常见的原因,如交通事故、人身伤害等,间接暴力伤害指的是运动的加速和减速。脚跌倒或臀部撞击地面后,会产生强烈的冲击波,造成肾脏惯性振动位移。身体突然剧烈运动、过度用力、剧烈运动、肌肉严重收缩也会导致肾脏损伤,自发性肾破裂是指在外力作用下无外伤或轻微肾损伤。

2.根据病变部位

可分为肾实质、肾盂和肾血管破裂3种,可发生肾包膜下出血、肾周出血。

3.医源性肾损伤

医源性肾损伤系指在施行手术或施行内腔镜诊治时使肾脏受到意外的损伤。体外冲击波碎石亦可造成肾脏的损伤。

(二)按肾脏损伤的病理分类

1.肾挫伤

肾实质遭受轻微的伤害后,会出现肾实质内瘀斑或包膜下小血肿,甚至血肿。即使肾盂肾盏和肾被膜未受伤,也有可能造成集合系统受损,从而出现少量血尿。

2.肾裂伤

肾裂伤是肾脏实质的挫裂伤。肾被膜及肾盂可完整,仅表现为肾被膜下血肿。

3.肾全层裂伤

肾实质严重损伤时,肾被膜及收集系统同时破裂,这种情况下会出现严重血尿及尿外渗,同时造成肾周血肿。如果肾周筋膜已经破裂,外渗的尿液和血液可能会沿着后腹膜在体内蔓延开。

4.肾蒂损伤

肾蒂血管撕裂伤可致大出血、休克。锐器刺伤肾血管可致假性动脉瘤、动静脉瘘或肾盂静脉瘘。

5.病理性肾破裂

肾脏遭受暴力使已有病理改变的肾破裂,如肾肿瘤、肾囊肿、肾积水等。

二、临床表现

肾损伤的临床表现差异巨大。与其他器官组织损伤合并时,表现出来的症状比较难与肾损伤联系起来。因肾损伤的症状难以察觉,可能会引起血尿、疼痛、休克、出血、感染等。

(一)休克

严重肾损伤患者会因失血过多而发生休克,表现为四肢冰冷、面色苍白、体温下降和血压下降等。

(二)血液和尿液

血尿是肾脏损害的主要症状之一,大多数患者的血尿能用肉眼观察到,也可

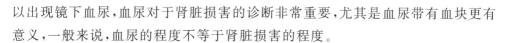

以出现镜下血尿,血尿对于肾脏损害的诊断非常重要,尤其是血尿带有血块更有意义,一般来说,血尿的程度不等于肾脏损害的程度。

(三)疼痛及肿块

伤后出现同侧肾区及上腹部疼痛,轻重程度不一。一般为钝痛,肾被膜下出血或腰部挫伤通常会导致腰痛。腰部、上腹、全腹、肩部、髋区和腰骶部都有可能出现疼痛。由于肾脏周围局部肿胀和充盈,肿块形成明显的压痛和肌肉僵硬。在肾损伤期间,由于肾脏循环时血液的淤积和尿液的外渗,会产生无外形限制并伴有疼痛的肿块。

(四)发烧、感染

尿外渗和血肿易继发感染,甚至导致肾周脓肿,致使局部疼痛更加明显,同时引起发烧、感冒,甚至产生中毒症状。

三、辅助检查

(一)通过尿液进行检查

肾损伤的关键表现之一是血尿。对伤后不能自行排尿者,应进行导尿检查。血尿程度与肾损伤程度不成正比,对伤后无血尿者,不能忽视肾脏损伤的可能性。

(二)影像学检查

1.腹部平片检查

出现肾脏损伤需要尽早执行腹部平片检查,不然肾脏阴影轮廓会因为肠胀气而受到遮挡。在腹部平片中,如果观察到肾阴影增大和脊柱弯向伤侧等现象,可能已经发生了尿外渗和肾周出血。

2.排泄静脉肾盂造影

通过排泄静脉肾盂造影可以掌握肾脏损伤的范围及程度。随着损伤的加重,可以观察到肾脏的变形和肾脏实质中的不规则阴影。多年来,排泄静脉肾盂造影一直是诊断腹部钝伤和泌尿系统损伤的重要方法。所有疑似肾脏损伤的患者都应及早进行造影检查,不仅能显示损伤的程度,而且能为医师判断肾脏功能的正常与否,及其是否为原病症病变而来提供帮助。但是,这种类型的诊断方法,有可能因为创伤造成肾功能降低,而引起肾脏对试剂的抑制,最终导致可能只有少部分的造影剂排出,得到的结果不尽人意。

3.肾动脉造影检查

经大剂量静脉肾盂造影检查伤肾未显影,此类病例中有 40% 左右为肾蒂损伤。通过肾动脉造影能检查出肾血管、肾实质在完整性上的非常规变化,如肾实质撕裂、肾蒂损伤、被膜下血肿等。当然,这种检查并不是对每个肾损伤患者来说都是必需的。但是临床表现中严重出血的患者应该选择肾动脉造影进行检测,以便在临床治疗中提供更准确的诊断。

4.膀胱镜及逆行尿路造影

通过膀胱镜及逆行尿路造影能够掌握膀胱和输尿管的状态及肾脏损伤的严重程度,但有一定概率会导致检测人员继发感染,增加伤者的疼痛,严重创伤的患者应谨慎对待。

5.CT 扫描

CT 扫描在发现肾损伤和判断其严重性方面比排泄静脉肾盂造影更敏感。

6.其他检查

B 超有助于了解对侧肾脏的情况,也能观察血肿形状的变化,同时还可以对脾包膜下血肿和肝进行鉴别。但核素肾扫描在急诊情况下敏感性较 CT 或动脉造影差,对肾损伤的诊断及分类价值不大。

四、护理措施

(一)控制出血,预防休克

(1)观察血尿,若有浓的血尿出现,表示出血持续,应让患者平躺,保持安静。

(2)抬高下肢,以增加回心血量,预防休克的发生。

(3)输血和输液,以增加循环血量。

(4)行肾周围间隙引流,预防感染。

(二)放入引流管,以引流肾周围的出血及渗出物

(1)保持引流管的通畅。

(2)严格无菌操作,保持引流管周围无菌清洁。

(3)遵医嘱给予抗生素。

(三)绝对卧床休息

绝对卧床休息 3～4 周,恢复后 2～3 个月内参加体力劳动,过早离床活动可能再次出血。

(四)有手术指征则行手术治疗,积极做好术前准备

(1)经抗休克治疗后,症状未见好转,提示有继续内出血。

(2)血尿逐渐加重,血红蛋白及血细胞比容继续下降。

（3）腹部肿块增大，局部症状明显。

（4）疑有腹腔内脏损伤。

（五）术后注意事项

（1）严密观察患者生命体征，维持生命体征的平稳，肾脏是血管极丰富的器官，且手术时止血操作较困难，所以术后有发生大出血的可能。

（2）观察尿液的量、颜色、性质，定期进行生化检查。①准确测量并记录每小时尿量，若出现尿量＜30 mL/h，应立即报告医师。②手术后12小时内，尿中大多带有红色，尿液鲜红且浓时，应立即报告医师。③补充足够的液体量，维持水、电解质平衡，保持足够尿量。

（3）患者生命体征平稳，病情许可，在术后24小时即可离床。

（4）引流管在术后5～6天拔除。

第二节　输尿管损伤

输尿管位于腹膜后间隙，受到周围组织的良好保护，有相当的活动范围。

一、病因

输尿管损伤的外伤因素较少，在医源性损伤如手术损伤或仪器损伤和放射性损伤中较为常见。在患者进行腹盆腔手术之后出现无尿液排出和漏尿现象，在盆腔、腹腔中有刺激时，可以假设患者可能出现输尿管损伤。针对有输尿管损伤可能的患者，应采取系统性的泌尿科目检查。在进行剖宫产、宫外孕破裂、妇科肿瘤根治等妇科手术中，输尿管意外结扎或者夹紧等损伤最容易导致输尿管损伤。

二、临床表现

采集患者外伤史，盆腔、腹腔、腹膜后手术史，妇科手术史及泌尿系统手术史，如出现相应的症状，应警惕输尿管损伤的可能。

输尿管损伤的临床表现较复杂，轻度黏膜损伤可仅表现为血尿和腰、腹部胀痛，症状多可在短期内缓解、消失。而部分患者如未能及时发现输尿管损伤，进而继发或合并其他脏器受损，可因休克、腹膜炎等严重的全身症状而掩盖输尿管损伤的原发症状。输尿管损伤常见的临床表现如下。

(一)腹痛及感染症状

表现为腰部胀痛、寒战、局部触痛、叩击痛。若输尿管被误扎,多数病例数天内患侧腰部出现胀痛,并可出现寒战、发热,局部触痛、叩击痛,以及扪及肿大的肾脏。若采用输尿管镜套石或碎石操作,不慎造成输尿管穿孔破损者,由于漏尿或尿液外渗可引起患侧腰痛及腹胀,继发感染后则出现寒战、发热,肾区压痛并可触及尿液积聚而形成的肿块。

(二)尿瘘

尿瘘分慢性尿瘘和急性尿瘘。后者在遭受输尿管损伤之后的几天中,伤口处可出现漏尿现象,形成盆腔、腹腔积尿或阴道漏尿。后者以盆腔手术所致输尿管阴道瘘最常见。尿瘘形成前,多有尿外渗引起的感染症状,常见伤后 2～3 周内形成尿瘘。

(三)无尿

双侧输尿管发生断裂或误扎,伤后即可无尿,应注意与创伤性休克所致急性肾衰竭的无尿鉴别。

(四)血尿

输尿管损伤后可出现肉眼或镜下血尿,但也可能正常,一旦出现血尿,应高度怀疑有输尿管损伤。

三、辅助检查

(一)静脉肾盂造影

可显示肾积水,损伤以上输尿管扩张、扭曲、成角、狭窄及对比剂外溢。

(二)膀胱镜及逆行造影

膀胱镜可观察瘘口部位并与膀胱损伤鉴别,逆行造影对明确损伤部位、损伤程度有价值。

(三)B超检查

可检测出输尿管扩张以及肾积水。

(四)CT 检查

能够对输尿管外伤性部位、尿外渗、合并肾损伤或别处器官的损伤观察提供对应的判别依据。

(五)阴道检查

通过阴道检查,有概率能直接看到瘘口的创伤口。

(六)体格检查

膀胱腹膜外破裂后尿外渗,下腹耻骨检查有可能触及包块,同时在上区会感觉到触痛。膀胱腹膜内破裂,有可能造成大量的尿液进入腹腔,检查有腹壁紧张、压痛、反跳痛及移动性浊音。

四、护理措施

(一)心理护理

输尿管损伤因为手术的损伤发病率较高,因此,心理护理显得尤为重要。要做到详细评估患者的心理状况,鼓励患者使其做好接受治疗的心理准备,与患者建立良好的护患关系,掌握患者的心理变化并给予相应的健康指导,减少医疗纠纷的发生。输尿管损伤后,患者情绪紧张、恐惧,尤其是发生漏尿或无尿时,护士在密切观察病情的同时,要向患者说明在损伤之后应该要留意的安全隐患和康复协助方法,给予患者能够痊愈的信心,以平常心对待伤病,在治疗康复期间自动配合,减轻患者的焦虑。

(二)生活护理

(1)多次探访患者,对患者进行协助,遵循"七清洁"原则,即对手、脚、口、皮肤、指甲、会阴、头发、床单进行有针对性的处理,使患者在生理上保持清洁。

(2)观察并保持各种管路的清洁通畅,正确记录引流液的颜色及量,尿袋、引流袋定期更换。

(3)关心患者,讲解健康保健知识。

(4)观察尿外渗的腹部体征,腹痛的程度;观察体温的变化,每天测量 4 次体温,并记录在护理病例中,发热时及时通知医师。

(5)观察 24 小时尿量,注意血尿情况,少尿、无尿要立即通知医师处理。

(6)配制容易消化、营养丰富且较为均衡的饮食。避免食用大豆、牛奶等会造成腹胀的食品。做到排便通畅,必要时服润肠药。

(三)治疗及护理配合

输尿管损伤后治疗采取修复输尿管、保持通畅、保护肾功能的原则。及时采用双 J 管引流,有利于损伤的修复和狭窄的改善。

1.治疗方法

(1)外伤造成的伤害:最先要观察患者全身状况,检查患者的其他器官是否也有损伤。应该根据输尿管的受损情况进行修复,尽量保留肾脏。

(2)输尿管由器械造成的伤害:伤口通常是撕裂伤,保守治疗往往可以治愈,如果尿液外溢的症状继续恶化,应尽快进行引流。

(3)在手术过程中,应按照现场的确切状况,对受损的输尿管进行修复。可以采取结扎尿管的方法,但要及时松开结扎线;将导管放置于输尿管中几天,便可以对输尿管切口进行缝合、修补,之后进行引流管的插入;输尿管被阻断后,在端部配对引流导管约两周。低水平切断输尿管,可行输尿管膀胱吻合术,损伤小时钳夹输尿管,有较大损伤时应进行结扎,同时可以把受损部分切除,以杜绝组织坏死而导致尿瘘的出现。当输尿管受伤过于严重,无法保留,要按照患者状况,利用膀胱组织进行输尿管成形术,防止输尿管外瘘、肾瘘的出现。

2.保守治疗的护理配合

(1)密切监测生命体征的变化,记录及时准确。

(2)观察腹痛情况,不能盲目给予止痛剂。

(3)保持各种管路的清洁通畅,正确记录引流液的颜色及量,尿袋定期更换。

(4)备皮、备血、皮试,必要时做好手术探查的准备。

(5)正确记录24小时尿量,注意观察血尿情况,少尿、无尿要立即通知医师处理。

(6)嘱患者卧床休息,做好生活护理,保持排便通畅,必要时服润肠药。

3.手术治疗的护理

(1)输尿管断端吻合术后留置双J管,在此期间嘱患者多饮水,保证引流尿液通畅,防止感染,促进输尿管损伤的愈合。

(2)预防感染:术后留置导尿管,注意各引流管的护理,定期更换引流袋。更换引流袋应无菌操作,防止感染,尿道口护理每天1～2次。女性患者每天冲洗会阴。

(3)严密观察尿量,间接地了解有无肾衰竭的发生。

(4)高热的护理:给予物理降温,鼓励患者多饮水,及时更换干净衣服,必要时遵医嘱给予药物降温。

4.留置双J管的护理

(1)双J管的保留会引起侧腰不适,手术初期有许多背痛,它主要与输尿管放置双J管后的输尿管插管、水肿和回流有关。

（2）双J管放置不当和向下运动都有可能造成膀胱刺激症状，这是患者膀胱三角形和后尿道受刺激所引起的。

（3）术后输尿管内放置双J管做内支架以利内引流，勿打折，保持通畅，同时防止血块聚集造成输尿管阻塞。

（4）要调整体位保持导尿管通畅，防止膀胱内尿液反流。

（5）观察尿液及引流情况：由于双J管放置时间长，且双J管的上端和下端会增加对肾盂的刺激，在膀胱黏膜中出现血尿，所以在手术之后必须时刻留意患者尿液颜色的改变。应在每天早上收集患者尿液样本，放入透明无色玻璃试管中进行颜色检查。观察到患者尿液存在亮红色，或者患者肾区肿胀疼痛和腹部不适等症状，应及时报告医师。

（6）双J管于手术后1～3个月在膀胱镜下拔除。

五、健康教育

（1）输尿管损伤严重易引起输尿管狭窄，因此，应告知患者双J管需要定期更换，直至狭窄改善为止。

（2）定期复查了解损伤愈合的情况及双J管的位置。若出现尿路刺激征、发热、腹痛、无尿等症状时，及时就诊。

第三节 膀 胱 损 伤

膀胱在盆骨深处，排空后肌层较厚，一般不容易受伤；当膀胱充盈时，可向下腹延伸，如果此时下腹受到猛烈撞击，很可能发生膀胱损伤，一般分为闭合性损伤、开放性损伤和医源性损伤。

一、病因

由于膀胱充盈时可伸展至下腹，当下腹受到踢打等暴力时，可造成膀胱损伤。骨盆骨折的断骨可刺穿膀胱；难产时，胎儿头部长期压迫可引起膀胱壁缺血性坏死；开放损害在火器伤中更为常见，通常与骨盆的其他组织损伤相关；在疝修补、妇科恶性肿瘤切除、行尿道扩张时也有可能导致膀胱受损。

二、临床表现

轻度膀胱壁挫伤仅有下腹疼痛，少量终末血尿，短期内可自行消失。膀胱全层破裂时症状明显,依裂口所在的位置、大小、受伤后就诊时间以及有无其他器官伴有损伤而不同。腹膜内型与腹膜外型的破裂又有其各自特殊的症候。膀胱破裂一般可有下列症状。

(一)腹痛

尿液外渗以及血肿导致下腹部产生剧烈疼痛,尿液进入腹腔后可引发严重的腹膜炎症,一般为急性炎症。伴有骨盆骨折的时候,在耻骨这个位置压痛明显。

(二)疼痛

腹下部或耻骨疼痛和腹壁强直,伴有骨盆骨折时,挤压骨盆疼痛尤为明显。血尿外渗于膀胱周围和耻骨后间隙可导致局部肿胀,一旦继发感染发生蜂窝织炎和败血症则更为危重。如尿液漏入腹腔可出现腹膜炎的症状,腹膜重吸收肌酐和尿素氮而致血肌酐和尿素氮升高。

(三)血尿和排尿障碍

患者有尿急或排尿感,但无尿液排出或仅排出少量血性尿液。

(四)尿瘘

遭受贯穿性的伤害有可能会造成直肠或者生殖系统漏尿,而遭受闭合性的损伤可能会形成尿外渗,造成感染性尿瘘,严重时会引起膀胱及其附近脏器形成膀胱直肠瘘、膀胱阴道瘘,之后患者的泌尿系统将极易发生继发性感染。

(五)晚期症状

尿液自伤口溢出,或经膀胱直肠瘘或膀胱阴道瘘自肛门或阴道排出。膀胱容易缩小,导致尿频、尿急,并可有反复尿路感染。

三、辅助检查

根据受伤的历史和临床症状不难诊断,腹部受伤或骨盆骨折后,小腹出现肌肉紧张和其他迹象,除了考虑腹腔内脏器官的疾病,膀胱损伤的可能性也应考虑,当发生尿液外渗、尿腹膜炎或尿瘘时,在疑似膀胱损伤的情况下,应该做进一步的检查。

(一)尿导管插入术

如果没有尿道损伤,膀胱放入导管顺利;如果患者不能排泄尿液,应进一步了解膀胱是否破裂。可以保留导管做注水测试,和注入的数量相比,提取的数量显著降低,显示膀胱破裂。

(二)膀胱造影

导管内注入碘化钠或空气后,可以通过前、后和斜位 X 线片来确定膀胱是否破裂、破裂的位置和溢出的位置。

(三)膀胱镜检查

在膀胱无主动出血或者膀胱内有液体时,可以进行膀胱镜检查,为膀胱瘘的判断提供依据。

(四)排泄性尿路造影术

如果怀疑上尿道有损伤,可以考虑用它来了解肾脏和输尿管的情况。

四、护理措施

(一)生活护理

(1)满足患者的基本生活需要。

(2)做好引流管护理:①妥善固定、保持通畅。②准确记录引流液量、性质。③保持尿道口清洁,定期更换尿袋。

(3)多饮水,多食易消化食物,保持排便通畅。

(二)心理护理

(1)损伤后患者多恐惧、焦虑,担心预后情况。护士应主动向患者介绍康复知识,介绍相似病例,鼓励患者树立信心,配合治疗,减少焦虑。

(2)从生活上关心、照顾患者,做好基本生活护理,使其感到舒适。

(3)加强病房管理,创造整洁安静的休养环境。

(三)治疗及护理配合

患者遭受膀胱挫伤不用进行手术治疗,可以通过适当休息,同时使用抗生素以及镇静剂进行治疗,能很快治愈。

1.紧急处理

膀胱破裂是一种较严重的损伤,常伴有出血和尿外渗,病情严重,应尽早施行手术。护士需协助医师做好手术前的各项相关检查和护理,积极采取抗休克治疗,如输液、输血、镇静及止痛等。

2.保守治疗的护理

如果患者的症状较轻,且采用膀胱造影检测仅出现微量尿外渗,可选择保守治疗,将导尿管插入尿道,对患者进行持续性的引流排尿,以此保证体内尿液的正常排出,预防感染。

(1)密切观察患者生命体征,及时发现有无持续出血,观察有无休克发生。

(2)保持尿液引流通畅,及时清除血块,防止阻塞膀胱,观察并记录24小时尿液的颜色、质、量。妥善固定尿管。

(3)适当休息、充分饮水,保证每天尿量＞3 000 mL,以起到内冲洗的作用。

(4)注意观察体温的变化,警惕有无盆腔血肿、感染。观察腹膜刺激症状。

3.手术治疗的护理

对于比较严重的病情,如患者膀胱破裂,导致出现尿外渗及出血,必须及时进行手术治疗。

(1)按外科手术前准备进行备皮、备血、术前检查。

(2)开放静脉通道,观察生命体征。

(3)准确填写手术护理记录单,与手术室护士认真交接。

(4)术后监测生命体征,并详细记录。

(5)按医嘱正确输入药物,掌握液体输入的速度,保持均匀的摄入。

(6)保持各种管路通畅,并妥善固定,防止脱落。定期更换引流袋。

(7)观察伤口渗出情况,及时更换敷料,遵守无菌操作原则。

五、健康教育

(1)告知患者引流管护理的要点,如防止扭曲、打折、保持引流袋位置低于伤口及尿管,防止尿液反流。

(2)拔除尿管前要训练膀胱功能,先夹管训练1～2天,拔管后多饮水,达到冲洗尿路、预防感染的目的。

(3)卧床期间防止压疮和肌肉萎缩,进行功能锻炼。

第十章

骨 科 护 理

第一节 锁 骨 骨 折

锁骨位于胸廓的顶部前方,为上肢带骨与躯干连接的唯一骨性结构。锁骨位在浅表,容易受外力损伤,锁骨骨折是常见的骨折之一,多为横行或短斜行骨折。锁骨中 1/3 骨折最常见,占锁骨骨折总数的 $75\%\sim80\%$。外 1/3 骨折较少见,占锁骨骨折总数的 $12\%\sim15\%$。各个年龄段均有发生,在幼年儿童中尤为多见。锁骨骨折预后多良好。

一、病因

锁骨骨折多为间接暴力所致。常见于跌仆时肩部着地,或以手掌撑地,外力传至锁骨而折断。在极少数情况下,锁骨骨折亦可由直接暴力如棒打、弹伤所致。完全性骨折后,近骨折段因受胸锁乳突肌的牵拉而向上、向后移位;远折段因肢体重量作用向下移位,又因胸大肌、胸小肌、斜方肌、背阔肌的作用向前、向内移位而致断端重叠。

二、临床表现

有外伤史,伤后肩锁部疼痛,肩关节活动受限。因锁骨全长位于皮下,骨折后局部有明显肿胀、畸形、压痛,可摸到移位的骨折端。其典型体征是痛苦表情、头偏向患侧以使胸锁乳突肌松弛而减轻疼痛,同时健侧手支托患肢肘部以减轻因上肢重量牵拉所引起的疼痛。

婴幼儿不能诉说外伤经过和疼痛部位,多为青枝骨折。当局部畸形及肿胀不明显,但活动患肢及压迫锁骨患儿啼哭叫痛时,应考虑有锁骨骨折的可能,必要时拍摄锁骨正位 X 线片以协助诊断。

诊断骨折的同时,还应检查有无锁骨下动、静脉以及臂丛神经的损伤,是否合并有气胸。

三、治疗

(一)幼儿青枝骨折

可仅用三角巾悬吊 3 周。

(二)有移位的锁骨骨折

可行手法复位后以"8"字形绷带固定 4 周。复位时,患者取坐位,双手叉腰,挺胸,双肩后伸以使两骨折端接近,术者此时可复位骨折。然后用棉垫保护双侧腋窝,以宽绷带做 X 形固定双肩,固定后要密切观察有无血管、神经压迫症状,卧床时应取仰卧位,在肩胛区垫枕使两肩后伸。

(三)切开复位内固定

对开放性骨折或合并血管神经损伤者可行内固定。血管损伤者以及不愈合的病例,可行切开复位克氏针内固定。

锁骨骨折绝大多数可采用非手术治疗,虽然多数骨折复位并不理想,但一般都可达到愈合。畸形愈合并不影响功能,甚至儿童锁骨骨折日久后,外观可不残留畸形,因此,不必要为追求解剖复位而反复整复及行手术治疗。

四、护理措施

(一)非手术治疗及术前护理

1.心理护理

青少年及儿童锁骨骨折后,因担心肩部、胸部畸形及影响发育和美观,常会产生焦虑、烦躁心理。应告知其锁骨骨折只要不伴有锁骨下神经、血管损伤,即使是在叠位愈合,也不会影响患侧上肢的功能,局部畸形会随着时间的推移而减轻甚至消失,治疗效果较好,以消除患者心理障碍。

2.饮食

给予高蛋白、高维生素、高钙及粗纤维饮食。

3.体位

局部固定后,宜睡硬板床,取半卧位或平卧位,避免侧卧位,以防外固定松动。平卧时不用枕头,可在两肩胛间垫上一个窄枕,使两肩后伸外展;在患侧胸壁侧方垫枕,以免悬吊的患肢肘部及上臂下坠。患者初期对去枕不习惯,有时甚至自行改变为卧位,应向其讲清治疗卧位的意义,使其接受并积极配合。告诉患

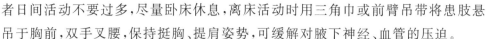

者日间活动不要过多,尽量卧床休息,离床活动时用三角巾或前臂吊带将患肢悬吊于胸前,双手叉腰,保持挺胸、提肩姿势,可缓解对腋下神经、血管的压迫。

4.病情观察

观察上肢皮肤颜色是否发白或青紫,温度是否降低,感觉是否麻木。如有上述现象,可能由"8"字绷带包扎过紧所致。应指导患者双手叉腰,尽量使双肩外展后伸,如症状仍不缓解,应报告医师适当调整绷带,直至症状消失。"8"字绷带包扎时禁忌做肩关节前屈、内收动作,以免腋部血管神经受压。

5.功能锻炼

(1)早、中期:骨折急性损伤经处理后 2～3 天,损伤反应开始消退,肿胀和疼痛减轻,在无其他不宜活动的前提下,即可开始进行功能锻炼。

(2)晚期:骨折基本愈合,外固定物去除后进入此期。此期锻炼的目的是恢复肩关节活动度,常用的方法有主动运动、被动运动、助力运动和关节主动牵伸运动。

以上练习的幅度和运动量以不引起疼痛为宜。

(二)术后护理

1.体位

患侧上肢用前臂吊带或三角巾悬吊于胸前,卧位时去枕,在肩胛区垫枕使两肩后伸,同时在患侧胸壁侧方垫枕,防止患侧上肢下坠,保持上臂及肘部与胸部处于平行位。

2.症状护理

(1)疼痛:疼痛影响睡眠时,适当给予止痛、镇静剂。

(2)伤口:观察伤口有无渗血、渗液情况。

3.一般护理

协助患者洗漱、进食及排泄等,指导并鼓励患者做些力所能及的自理活动。

4.功能锻炼

在术后固定期间,应主动进行手指握拳、腕关节的屈伸、肘关节屈伸及肩关节外展、外旋和后伸运动,不宜做肩前屈、内收的动作。

五、健康指导

(一)休息

早期以卧床休息为主,可间断下床活动。

（二）饮食

多食高蛋白、高维生素、含钙丰富、刺激性小的食物。

（三）固定

保持患侧肩部及上肢于有效固定位，并维持 3 周。

（四）功能锻炼

外固定的患者需保持正确的体位，以维持有效固定，进行早、中期的锻炼，避免肩前屈、内收动作。解除外固定后加强锻炼，着重练习肩的前屈和旋转活动，如两臂做划船动作。值得注意的是，应防止两种倾向：①放任自流，不进行锻炼；②过于急躁，活动幅度过大，力量过猛，造成软组织损伤。

（五）复查时间及指征

术后 1 个月、3 个月、6 个月需进行 X 线片复查，了解骨折愈合情况。有内固定者，于骨折完全愈合后取出。对于手法复位外固定患者，如出现下列情况须随时复查：骨折处疼痛加剧，患肢麻木，手指颜色改变，温度低于或高于正常等。

第二节　股骨颈骨折

股骨颈骨折是指股骨头下至股骨颈基底部之间的骨折，常见于老年人，尤其是老年女性患者，也可见于中年人或者儿童。损伤的原因是摔倒时扭转伤肢，暴力沿股骨传导至股骨颈，导致股骨颈断裂。老年人骨骼骨质疏松，在轻微扭转暴力下即可发生骨折，中青年患者需要承担较大的暴力才会发生骨折。其发生骨折不愈合、股骨头坏死的概率较高。老年人由于骨折愈合能力较差，以及骨折类型等原因，亦存在较高的骨折不愈合、股骨头坏死发生率。骨折不愈合、股骨头坏死总体的发生率约在 9.2%。

一、病因

股骨颈骨折是中老年患者常见的骨折，与随年龄增长引起的骨质退化及女性绝经后雌激素缺乏所导致的骨质疏松有关。一般来讲，女性年龄＞50 岁、男性年龄＞60 岁即开始出现骨量丢失、减少，如不及时治疗将会发展并产生骨结构的改变，极易造成股骨颈骨折。国外文献资料统计分析结果显示，约 80% 的股骨颈骨折与骨质疏松有关。国内专家对 50 岁以上的股骨颈骨折患者进行长期回顾性分析,结果显示股骨颈骨折中伴有骨质疏松症者高达 86.2%。

骨质疏松导致股骨颈骨折的具体发病机制:①骨质疏松患者股骨颈逐渐发生退行性改变,骨小梁排列稀疏,张力骨小梁及压力骨小梁减少特别明显;②老年人股骨颈 Ward 三角区常常只有脂肪填充,极其脆弱;③老年患者髋周肌群退变严重,反应迟钝,难以有效地抵消外界应力对髋部的冲击而易致股骨颈骨折。

除骨质强度、韧度下降外,骨质量差、外伤史、缺乏运动、认知障碍、步态和平衡紊乱、感觉缺失及直立性低血压等均是股骨颈骨折的危险因素。

二、分类及临床表现

(一)按骨折线的部位

可分为:①头下型;②经颈型;③基底型。其中,头下骨折因旋股内、外侧动脉的分支受伤重,易致股骨头血供受损,导致股骨头缺血性坏死。

(二)按骨折线方向

可分为:①内收型;②外展型。内收型指两髂嵴连线与骨折线所成角>50°,而外展型则指此角<50°。后者颈干角增大,骨端嵌插稳定,属稳定型骨折,骨折愈合率高。

(三)AO 分型

可分为:①B_1型,头下型,骨折轻度移位;②B_2型,经颈型;③B_3型,头下型,明显移位。

(四)根据骨折移位程度

可分为:①Garden Ⅰ型,不完全骨折;②Garden Ⅱ型,完全骨折无移位;③GardenⅢ型,完全骨折,部分移位;④GardenⅣ型,完全骨折,完全移位。

股骨颈骨折患者有受伤病史,伤足呈 45°～60°外旋畸形,患髋内收、轻度屈曲、短缩。大粗隆上移并有叩痛,Bryant 三角底边缩短,股骨大转子顶端在 Nelaton线之上。嵌插型骨折和疲劳骨折的临床症状不典型,有时患者尚可步行或骑车。

三、治疗

(一)外展型或无明显移位的嵌插型骨折

可持续皮牵引 6～8 周。去牵引后可逐渐练习扶双拐下地,患肢不负重,直至骨折愈合。在牵引及行走时,患髋忌做外旋活动。

(二)内收型骨折或有移位的股骨颈骨折

牵引患肢于外展内旋位进行内固定。内固定的方法如下。

(1)闭合复位三翼钉内固定已少见使用,现多以多根空心加压螺钉固定。

(2)滑槽加压螺钉加接骨板,如 DHS 板、DCS 板,还有已不常用的角钢板,有加压作用,使骨折线紧密对合,加快骨愈合。

(3)股骨近端髓内固定系统,如第三代 Gamma 钉。

(4)骨圆针内固定:此法更适合青少年病例,有时还须辅以髋"人"字石膏外固定或牵引。

(5)人工股骨头置换术:对年龄>65 岁、头下型骨折不稳定的患者,或骨折不愈合和股骨头缺血性坏死的患者,如全身情况容许,可做人工股骨头置换。

(6)姑息疗法:对年龄较大、体质较差者,可使患肢于中立位行皮牵引3 个月。

(三)陈旧性股骨颈骨折不愈合

(1)闭合复位内固定:对年龄较大患者仍可采用闭合复位加压螺钉固定。对年轻患者,可同时行带血管蒂的骨瓣植骨。

(2)截骨术:可行转子间截骨术,改变负重力线,增宽负重面。

(3)人工股骨头置换术。

四、护理措施

(一)非手术治疗及术前护理

1.心理护理

老年人意外致伤,常常自责,顾虑手术效果,担忧骨折预后,易产生焦虑、恐惧心理。应给予耐心的开导,介绍骨折的特殊性及治疗方法,并给予悉心的照顾,以减轻或消除心理问题。

2.饮食

宜给予高蛋白、高维生素、高钙、粗纤维及果胶成分丰富的食物,品种多样,色、香、味俱全,且易消化,以适合老年骨折患者。

3.体位

(1)必须向患者及其家属说明保持正确体位是治疗骨折的重要措施之一,以取得配合。

（2）指导与协助维持患肢于外展中立位：患肢置于软枕或布朗架上，行牵引维持，并穿防旋鞋；忌外旋、内收，以免重复受伤机制而加重骨折移位；不侧卧；尽量避免搬动髋部，如需搬动，应平托髋部与肢体。

（3）在调整牵引、松开皮套检查足跟及内外踝等部位有无压疮时，或去手术室的途中，均应妥善牵拉以固定肢体；复查 X 线片尽量在床旁，以防骨折或移位加重。

4.维持有效牵引效能

不能随意增减牵引重量，若牵引量过小，不能达到复位与固定的目的；若牵引量过大，可发生移位。

5.并发症的观察与处理

（1）心、脑血管意外及应激性溃疡：老年创伤患者生理功能退化，常合并内脏疾病，一旦骨折后刺激，可诱发或加重原发病导致脑血管意外、心肌梗死、应激性溃疡等意外情况的发生。应多巡视，尤其在夜间。若患者出现头痛、头晕、四肢麻木、表情异常、健肢活动障碍、心前区不适和疼痛、脉搏细速、血压下降，腹部不适、呕血、便血等症状，应及时报告医师紧急处理。

（2）便秘、压疮、下肢静脉血栓形成、肺部及泌尿系统感染都要进行相应处理。

6.功能锻炼

骨折复位后，即可进行股四头肌收缩和足趾及踝关节屈伸等功能锻炼。3～4 周骨折稳定后，可在床上逐渐练习髋、膝关节屈伸活动。解除固定后，扶拐不负重下床活动直至骨折愈合。

（二）术后护理

1.体位

肢体仍为外展中立位，不盘腿，不侧卧，仰卧时在两大腿之间置软枕或三角形厚垫。各类手术的特殊要求如下。

（1）三翼钉内固定术：术后 2 天可坐起，2 周后坐轮椅下床活动。3～4 周可扶双拐下地，患肢不负重，防跌倒（开始下床活动时，须有人在旁扶持）。6 个月后去拐，患肢负重。

（2）移植骨瓣和血管束术：术后 4 周内保持平卧位，禁止坐起，以防髋关节活动度过大，造成移植的骨瓣和血管束脱落。4～6 周后，帮助患者坐起并扶拐下床做不负重活动。3 个月后复查 X 线片，酌情由轻到重负重行走。

（3）转子间或转子下截骨术：戴石膏下地扶双拐，并用 1 根长布带兜住石膏腿挂在颈部,以免石膏下坠引起不适。

(4)人工股骨头、髋关节置换术:向患者说明正确的卧姿与搬运是减少潜在并发症——脱位的重要措施,帮助其提高认识,并予以详细的指导,以避免置换的关节外旋和内收而致脱位。①置患者于智能按摩床垫上,以减少翻身;②使用简易接尿器以免移动髋关节;③放置便盆时从健侧置盆,以保护患侧;④侧卧时,卧向健侧,并在两腿之间置三角形厚垫或大枕头,也可使用辅助侧卧位的抱枕,使髋关节术后的患者能够在自己随意变换体位时不发生脱位;⑤坐姿:双下肢不交叉,坐凳时让术肢自然下垂,不坐低椅;⑥不屈身向前及向前拾起物件。一旦发生脱位,立即制动,以减轻疼痛和防止发生血管、神经损伤;然后进行牵引、手法复位乃至再次手术。

2.潜在并发症的观察与护理

(1)出血:行截骨、植骨、人工假体转换术后,由于手术创面大,需切除部分骨质,老年人血管脆性增加、凝血功能低下,易致切口渗血,应严密观察局部和全身情况。①了解术中情况,尤其是出血量;②术后24小时内患肢局部制动,以免加重出血;③严密观察切口出血量(尤其是术后6小时内),注意切口敷料有无渗血迹象及引流液的颜色、量,确保引流管不受压、不扭曲,以防积血残留在关节内;④监测神志、瞳孔、脉搏、呼吸、血压、尿量,每小时1次,有条件者使用床旁监护仪,警惕失血性休克。

(2)切口感染:多发生于术后近期,少数于术后数年发生深部感染,后果严重,甚至需取出置换的假体,因此要高度重视。①术前:严格备皮,切口局部皮肤有炎症、破损需治愈后再手术;加强营养;配合医师对患者进行全身检查并积极治疗糖尿病及牙龈炎、气管炎等感染性疾病;遵医嘱预防性地应用抗生素。②术中严格遵守无菌技术操作。③术后充分引流,常用负压吸引,其目的在于引流关节内残留的渗血、渗液,以免局部血液淤滞,引起感染。④识别感染迹象:关节置换术后患者体温变化的曲线可呈"双峰"特征,即在术后1～3天为第1高峰,平均38.0 ℃;此后体温逐渐下降,术后5天达最低,平均37.0 ℃;此后体温又逐渐升高,术后8～10天为第2高峰,平均37.5 ℃。初步认为造成此现象的原因是吸收热(手术伤口的组织分解产物,如血液、组织液、渗出液等被吸收而引起的发热)和异物热(金属假体、骨水泥、聚乙烯等磨损碎屑等异物引起的发热)。当体温出现"双峰"特征时,给予适当解释,避免患者焦虑和滥用抗生素。

(3)血栓形成:有肺栓塞、静脉栓塞、动脉栓塞。肺栓塞可能发生于人工髋关节术中或术后24小时内,虽少见,但来势凶猛。这是由于手术中髓内压骤升导致脂肪滴进入静脉所致;静脉栓塞,尤其是深静脉栓塞,在人工关节置换术后的发生率较高;动脉栓塞的可能性较小。血栓重在预防:①穿高弹袜(长度从足部到大腿根部);②妥善固定、制动术肢;③遵医嘱预防性使用低分子肝素钙、右旋糖酐-40;④严密观察患者生命体征、意识状态和皮肤黏膜情况,警惕肺栓塞形成;⑤经常观察术肢血液循环状况。当肢体疼痛,进行性加重,被动牵拉指(趾)可引起疼痛,严重时肢体坏死,为动脉栓塞;肢体明显肿胀,严重时肢端坏死则为静脉栓塞。

3.功能锻炼

一般手术患者的功能锻炼在前面内容已提到,在此着重介绍髋关节置换术后的功能锻炼。

(1)术后 1 天可做深呼吸,并开始做小腿及踝关节活动。

(2)术后 2～3 天进行健肢和上肢练习,做患肢肌肉收缩,进行股四头肌等长收缩和踝关节屈伸,收缩与放松的时间均为 5 秒,每组 20～30 次,每天 2～3 组。拔除伤口引流管后,协助患者在床上坐起,摇起床头 30°～60°,每天 2 次。

(3)术后 3 天继续做患肢肌力训练,在医师的允许下增加髋部屈曲练习。患者取仰卧伸腿位,收缩股四头肌,缓缓将患肢足跟向臀部滑动,使髋屈曲,足尖保持向前,注意防止髋内收、内旋,屈曲角度不宜过大(<90°),以免引起髋部疼痛和脱位。保持髋部屈曲 5 秒后回到原位,放松 5 秒,每组 20 次,每天 2～3 组。

(4)术后 4 天继续患肢肌力训练。患者用双手支撑床坐起,屈曲健肢,伸直患肢,移动躯体至床边。护士在患侧协助,一手托住患肢的足跟部,另一手托起患侧的腘窝部,随着患者移动而移动,使患肢保持轻度外展中立位。协助患者站立时,嘱患者患肢向前伸直,用健肢着地,双手用力撑住助行器挺髋站起。患者坐下前,腿部应接触床边。

(5)术后 5 天继续患肢肌力训练和器械练习。护士要督促患者在助行器协助下做站立位练习,包括外展和屈曲髋关节。患者健肢直立,缓慢将患肢向身体侧方抬起,然后放松,使患肢回到身体中线。做此动作时要保持下肢完全伸直,膝关节及足趾向外。屈曲髋关节时,从身体前方慢慢抬起膝关节,注意勿使膝关节高过髋关节,小腿垂直于地面,胸部勿向前弯曲。指导患者在助行器的协助下练习行走:患者双手撑住助行器,先迈健肢,身体稍向前倾,将助行器推向前方,用手撑住助行器,将患肢移至健肢旁;重复该动作,使患者向前行走,逐步增加步行距离。在进行步行锻炼时,根据患者关节假体的固定方式决定患肢负重程度(骨水泥固定的假体可以完全负重;生物型固定方式则根据手术情况而定,可部分负重;而行翻修手术的患者则完全不能负重)。在练习过程中,患者双手扶好助行器,以防摔倒。

(6)术后 6 天到出院继续进行患肢肌力、器械和步行训练。在患者可以耐受的情况下,加强髋部活动度的练习,如在做髋关节外展的同时做屈曲和伸展活动,增加练习强度和活动时间,逐步恢复髋关节功能。

五、健康指导

由于髋关节置换术后需防止脱位、感染、假体松动、下陷等并发症,为确保疗效,延长人工关节使用年限,特做如下指导。

(一)饮食

多进富含钙质的食物,防止骨质疏松。

(二)活动

避免增加关节负荷量,如体重增加、长时间站或坐、长途旅行、跑步等。

(三)日常生活

洗澡用淋浴而不用浴缸,如厕用坐式而不用蹲式。

(四)预防感染

关节局部出现红、肿、痛及不适,应及时复诊;在做其他手术前(包括牙科治疗)均应告诉医师曾接受关节置换术治疗,以便预防用抗生素。

(五)复查

基于人工关节经长时间磨损与松离,必须遵医嘱定期复诊,完全康复后,每年复诊 1 次。

第三节　颈椎间盘突出症

颈椎间盘突出症是指颈椎间盘的髓核和相应破裂的纤维环突向椎管内,而引起的颈髓后神经根受压的一系列临床表现,致压物是单纯的椎间盘组织。它与颈椎病属于不同病理变化的颈椎疾患。颈椎间盘突出症临床上并不少见,是较为常见的脊柱疾病之一,发病率仅次于腰椎间盘突出。严重时可发生高位截瘫危及生命。

颈椎间盘突出临床多见于20～40岁的青壮年,约占患者人数的80%。有一定的职业倾向性,例如长期保持固定姿势的人群:办公室职员、教师、手术室护士、长期观看显微镜者、油漆工等较易发生。颈椎间盘突出男性明显多于女性,农村多于城市。女性多发于孕产后,往往是突然发生的腰痛异常剧烈,活动有障碍。另外长期生活、工作在潮湿及寒冷环境中的人也较易发生。

一、分类

(一)根据病程分类

1.急性颈椎间盘突出症

有明确的外伤史,伤前无临床症状,伤后出现。影像学检查证实有椎间盘破裂或突出而无颈椎骨折或脱位,并有相应临床表现。

2.慢性颈椎间盘突出症

无明显诱因缓慢发病或因为颈部姿势长期处于非生理位置,如长期持续低头工作者,不良嗜睡姿势者或强迫性屈曲头颈者等。

(二)根据症状分类

1.神经根型

颈神经受累所致。

2.脊髓型

脊髓型是由椎间盘突出压迫脊髓引起的,临床此类型多见。

3.混合型

同时表现以上两种症状。

(三)根据颈椎间盘向椎管内突出的位置不同分类

1.侧方突出型

突出部位在后纵韧带的外侧,钩椎关节的内侧。该处是颈脊神经经过的地方,因此,突出的椎间盘可压迫脊神经根而产生根性症状。

2.旁中央突出型

突出部位偏向一侧而在脊髓与脊神经之间,因此,可以同时压迫二者而产生单侧脊髓及神经根症状。

3.中央突出型

突出部位在椎管中央,因此,可压迫脊髓双侧腹面而产生双侧症状。

二、病因机制

椎间盘是人体各组织中最早最易随年龄发生退行性改变的组织,椎间盘的退变多开始于 20 岁以后,随着年龄的增长,退变程度不断加重,以 $C_{5\sim6}$ 的退变最常见,其次是 $C_{6\sim7}$,两者占颈椎间盘突出症的 90%。颈椎间盘突出症常由颈部创伤、退行性变等因素导致。致伤原因主要是突然遭受到意外力量作用或颈椎突然快速屈伸旋转运动,使髓核突破纤维环,造成脊髓或神经根受压,出现急性发病,多见于交通事故或体育运动。临床还有部分患者呈慢性发病。

三、临床表现

颈椎间盘前部较高较厚,正常髓核位置偏后,且纤维环后方薄弱,故髓核容易向后方突出或脱出,而椎间盘的后方有脊髓、神经根等重要结构,因此,突出的髓核容易刺激或压迫脊髓或神经根,产生临床症状。

(一)症状

症状呈现多样性:颈部不适、疼痛,并肩部酸痛、疲劳。单侧上肢及手部放射性疼痛、麻木、无力。双侧手麻木无力,跨步无力,步态不稳,腿有打软踩棉花感,容易跌倒,病重者可出现瘫痪等。

(二)一般体征

当椎间盘突出压迫颈神经根时,颈部可出现颈肌痉挛,颈发僵,生理前凸减小或消失,部分节段棘突有压痛,上肢可查出受压神经根分布区的痛觉过敏或麻木,肌肉力量减弱,肌萎缩,肌腱反射减退或消失。压迫脊髓时可表现为四肢肌张力增高,腹壁反射、提睾反射减退或消失,病理反射多呈阳性。当脊髓半侧受压时可出现典型 Brown-Sequard 征(即末梢性麻痹、与病变脊髓分节相应的皮肤区域感觉消失)。

(三)特殊体检

1.颈椎间孔挤压试验

颈椎间孔挤压试验为患者取坐位,头颈后仰并向侧方旋转,检查者立于背后,用双手按压患者额头顶部,出现上肢放射痛或麻木者为阳性。对症状轻者可采用头顶叩击法检查。

2.神经根牵拉试验

神经根牵拉试验为患者端坐,检查者一手轻推患侧头颈部,另一手握住患侧腕部,对抗牵拉,可诱发上肢放射痛或麻木。

四、治疗

对颈椎间盘突出症诊断明确；对保守治疗无效、顽固性疼痛、神经根或脊髓压迫症状严重者应采取手术治疗。

(一)前路椎间盘切除融合

适用于中央型和旁中央型椎间盘突出症患者，对原有退变者应同时去除增生的骨赘，以免残留可能的致压物。

(二)后路椎间盘切除术

适用于侧方型颈椎间盘突出症或多节段受累、伴椎管狭窄或后纵韧带骨化者。单纯的椎间盘突出可采用半椎板及部分关节突切除术，通过减压孔摘除压迫神经根的椎间盘组织。若伴有椎管狭窄或后纵韧带骨化则可采用全椎板减压术。

(三)经皮椎间盘切除术

具有创伤小、出血少等优点，国内尚未广泛开展。

(四)经皮激光椎间盘减压术

首先用于治疗腰椎间盘突出症，近年来，国内外学者将其用于颈椎间盘突出症的治疗。

(五)融核术

年轻患者经非手术治疗数周无效可选用此法。虽有不少学者报道该法疗效不亚于外科手术治疗，但诸多因素限制其广泛应用：①该法采用颈前路穿刺途径，而颈前方解剖结构密集，如血管神经束、气管食管束等，增加了穿刺的难度和危险性；②使用木瓜凝乳蛋白酶有损伤脊髓的潜在危险性。

五、护理措施

(一)术前护理

1.术前健康宣教

为保证患者术前训练质量和有一个良好的状态，积极配合治疗并安全渡过围手术期，减少术后并发症，护理人员须做好患者的术前健康教育，以配合手术治疗的顺利开展，内容应包括以下几点。

(1)首先护理人员要有一个认真的工作态度、良好的精神面貌和熟练的操作技术；在对待患者及家属时要热情和蔼，以取得他们的信任。

（2）对术前准备的具体内容、术后需要进行监测的设备、管道以及术后可能出现的一些状况,例如:切口疼痛、渗血以及因麻醉、插管造成的咽喉部疼痛、痰多、痰中带血以及恶心、呕吐等情况仔细向患者和家属进行交代,消除因未知带来的恐惧、不安情绪,使其在精神上、心理上都有所准备,以良好的心态迎接手术。

（3）护士应在医护观点一致的前提下进行健康教育。在进行术前健康教育时,不可将该手术治疗效果绝对化,避免引起患者的误解,成为引发医疗纠纷的隐患。另外患者也经常通过护理人员来了解手术医师的情况,患者非常注重主刀医师的技术与经验,担心人为因素增加手术的危险性。提示在进行术前健康教育时,可将同病种术后效果好的患者介绍给术前患者,让其现身说法,增加患者对术者的信赖。

2.心理护理

颈椎手术部位特殊,靠近脊髓,危险性大,患者对手术抱有恐惧心理,顾虑大,思想负担重。因此,满足其心理需求是必要的,要通过细心观察,与患者及时沟通,缓解其心理压力。

3.指导训练

术前训练项目较为重要且不易掌握动作要领,医护人员要在训练中给予指导,并对训练效果给予评价,以减少患者自行训练所致效果偏差而影响手术。

（1）气管食管推移训练:主要用于颈前路手术。要求在术前3～5天开始进行。方法如下:患者自己或护理人员用手的2～4指插入一侧颈部的内脏鞘与血管鞘间隙,持续向对侧牵拉;或用大拇指推移,循序渐进,开始时每次持续1～2分钟,逐渐增加至15～30分钟,每天2～3次。要求每次推拉气管过中线,以适应手术时对气管的牵拉,减轻不适感,注意要保护皮肤,勿损伤。

（2）有效咳嗽排痰训练:嘱患者先缓慢吸气,同时上身向前倾,咳嗽时将腹壁内收,一次吸气连续咳3声,停止咳嗽将余气尽量呼出,再缓慢吸气,或平静呼吸片刻后,再次进行咳嗽练习。时间一般控制在5分钟以内,避免餐后、饮水后进行,以免引起恶心。患者无力咳痰时,可用右手示指和中指按压气管,以刺激咳嗽,或用双手压迫患者上腹部或下腹部,增加膈肌反弹力,帮助患者咳嗽咳痰。同时要向患者解释通过有效咳嗽可预防肺部感染,并告知患者术后咳嗽可能会有些不舒服或疼痛,但不影响伤口愈合。对于接受能力较弱的老年患者和儿童,可通过指导其进行吹气球的练习方法来达到增加肺活量的目的。具体方法:准备一些普通气球,练习时每次将气球吹得尽可能大,然后放松5～10秒,重复以上动作,每次 10～15 分钟,每天 3 次。

（3）体位训练:颈椎前路手术时,患者的体位是仰卧时颈部稍稍地过伸,因此,术前患者需要练习去枕平卧或颈部稍稍地处于过伸仰卧位,以坚持 2～3 小时为宜,以免术中长期处于这一固定体位而产生不适感;俯卧位的练习,主要用于颈后路手术患者,患者俯卧在床上,胸部用高枕头或叠好的被子垫高 20～30 cm,额部垫一硬的东西例如书本等,以保持颈部屈曲的姿势,坚持时间应超过手术所需的时间,一般以能坚持 3～4 个小时为宜。

（4）床上大小便及肢体功能锻炼:强调其对手术及术后康复的积极意义,使患者在术前两天学会床上解大小便;教会患者术后如何在床上进行四肢的主动活动;讲解轴线翻身的配合要点和重要性。

4.感染的预防

住院患者要保持口腔清洁,经常用含漱液含漱;有吸烟习惯的患者应在入院时即劝其停止吸烟,以减少呼吸道的刺激及分泌物,对痰多黏稠者应给以雾化吸入或使用祛痰药。指导患者训练深呼吸运动,可增加肺通气量,也有利于排痰,避免发生坠积性肺炎。

5.手术前一天准备

（1）药敏试验:包括抗生素试验、碘过敏试验（手术中拟行造影者）。如过敏试验呈阳性者,及时通知医师,并做好标记。

（2）交叉配血:及时抽取血标本,送血库,做好血型鉴定和交叉配血试验。

（3）皮肤准备:按照手术要求常规备皮,范围如下:颈椎前路包括下颌部、颈部、上胸部;颈椎后路要理光头,包括颈项部、肩胛区;若需要取自体移植,供骨区（多为髂骨区）同时准备。另外,还要修剪指甲、沐浴、更换清洁衣裤。

（4）选配颈托:为达到充分减压的目的,术中需切除椎间盘组织及部分椎体骨质,并进行植骨,颈椎稳定性受到一定影响,因此,术后需佩戴颈托进行保护。目前多采用前后两片式颈托,松紧可自由调节,根据患者个体选择不同的型号,术前试戴一段时间,以既能控制颈部活动,又无特别不适为宜。让患者立、卧位试戴均合适,便于术后佩戴,预防术后并发症,因此,要求护士详细讲解颈托的佩戴、脱取、使用、保养等方法,并要求患者及家属能正确复述且能在护士指导下正确操作。佩戴颈托松紧适宜,维持颈椎的生理曲度,过松影响制动效果,过紧颈托边缘易压伤枕骨处皮肤,并影响呼吸;颈托勿直接与患者皮肤接触,因其材料为优质泡沫,吸汗性能差,故颈托内应垫棉质软衬垫,有利于汗液吸收,每天更换内衬垫 1～2 次,确保颈部舒适、清洁;佩戴期间,保持颈托清洁,必要时用软刷蘸洗洁精清洗干净,毛巾擦干,置阴凉处晾干;加强颈部皮肤护理,向患者及家属详细讲解佩戴颈托期间皮肤护理的重要性,指导、协助并教会家属定时检查颈托边缘及枕部皮肤情况,并定时按摩。

(5)胃肠道准备:术前一天以半流质或流质为佳,对于择期手术、大便功能障碍导致便秘及排便困难的患者,为了防止麻醉后肛门松弛,不能控制粪便的排出,增加污染的机会或避免术后腹胀及术后排便的痛苦,易在术前晚及术日晨用0.1%~0.2%的肥皂水各清洁灌肠1次。

6.手术当天的护理

(1)观察:夜班护士要观察患者的情绪及精神状况、生命体征、禁食禁饮情况;若出现患者体温突然升高、女性患者月经来潮及其他异常情况,要及时与医师联系,择期手术的患者应推迟手术日期。

(2)饮食:术日晨患者禁食禁水,术前禁食 12 小时以上,禁饮 4~6 小时,防止麻醉或手术过程中因呕吐而致窒息或吸入性肺炎。抗结核药、降糖药、降血压药应根据情况服用。

(3)用物准备:准备好带往手术室的各种用物,包括颈托、术中用药、影像学资料、病历等;全面检查术前各项准备工作是否完善,应确认所有术前医嘱、操作及医疗文书均已完成。

(4)着装准备:要求患者仅穿病号服,里面不穿任何内衣。告知患者不要化妆、涂指甲油,以免影响术中对皮肤颜色的观察。请患者取下佩戴的饰物、义齿、手表、隐形眼镜等,贵重物品交由家属保管。

(5)交接患者:与接患者的手术室工作人员交接清点术中用物、病历等,并仔细核对确认患者为拟行手术的患者。扶患者上平车,转运期间把患者的安全放在首位。

(6)病床准备:患者进入手术室后,病床更换清洁床单、被套等物,准备输液架、氧气装置、吸引器、气管切开包、监护仪、2 个沙袋及其他必需用物。

(二)术后护理

1.体位

患者术后返回病房,搬运时要有 3~4 人参与,当班护士应协助将患者抬上病床,手术医师负责头颈部,搬运时必须保持脊柱处于水平位,头颈部置于自然中立位,局部不弯曲,不扭转,动作轻稳,步调一致,尽量减少震动,注意保护伤口,如有引流管、输液管要防止牵拉脱出。因术后均戴有颈托,将患者放置适当体位后,需摘下颈托,头颈部两侧各放一沙袋固定并制动,局部制动不仅可减少

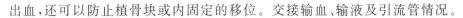

出血,还可以防止植骨块或内固定的移位。交接输血、输液及引流管情况。

2.密切观察病情变化

术后进行心电监护,术后 6 小时内监测血压、脉搏、呼吸、血氧饱和度,每 15～30 分钟1次,病情平稳后改为 1～2 小时 1 次。因手术过程中刺激脊髓导致脊髓、神经根水肿,可造成呼吸肌麻痹;牵拉气管、食管、喉上、喉返神经可出现呼吸道分泌物增多、声嘶、呛咳、吞咽和呼吸困难等异常情况,应重点观察患者呼吸的频率、节律、深浅、面色的变化以及四肢皮肤感觉、运动和肌力情况。低流量给氧 12～24 小时。用醋酸地塞米松、硫酸庆大霉素或盐酸氨溴索加入生理盐水行超声雾化,每天 2～3 次。鼓励患者咳嗽,促进排痰,必要时使用吸痰器,保持呼吸道通畅。如出现憋气、呼吸表浅、口唇及四肢末梢发绀,血氧饱和度降低,应立即报告医师并协助处理。

3.观察伤口敷料情况

观察有无渗出,如有渗出及时更换潮湿的敷料,并观察渗出液的量和色;妥善固定引流管并保持通畅,一般术后 24～48 小时,引流量＜50 mL 且色淡即可拔管。并注意观察有无脑脊液漏。

4.皮肤护理

避免皮肤长时间受压,注意保持床单位清洁、平整,协助翻身,每 2 小时拍背 1 次。更换体位时脊柱保持中立位,防止颈部过屈、过伸及旋转。

5.预防肺部、泌尿系统感染

卧床期间给予口腔护理每天 2 次,术后第 2 天即可嘱患者做深呼吸及扩胸运动。每天给予 1∶5 000 呋喃西林或生理盐水 500 mL 密闭式冲洗膀胱 2 次,会阴擦洗 2 次,每天更换尿袋,定时放尿,并嘱其多饮水,每天不少于 2 500 mL。

6.活动护理

下床时先坐起,逐渐移至床边,双足垂于床下,适应片刻,无头晕、眼花等感觉时,再站立行走,防止因长时间卧床后突然站立导致直立性低血压而摔倒。

7.加强锻炼

术后第 1 天协助患者做肢体抬高、关节被动活动及肌肉按摩等,第 2 天嘱患者练习握拳、抬臂,伸、曲髋、膝、肘各关节,每天 2～3 次,每天 15～30 分钟,循序渐进,以患者不疲劳为主。

(三)出院指导

(1)嘱患者术后 3 个月内继续佩戴颈托保护颈部,避免颈部屈伸和旋转运动。

（2）术后继续佩戴颈托3个月，保持颈托清洁，松紧适中，内垫小毛巾或软布确保舒适，防止皮肤压伤；始终保持颈部置于中立位，平视前方，卧位时去枕平卧或仅垫小薄枕，保持颈椎正常曲度；禁止做低头、仰头、旋转动作；避免长时间看电视、电脑、书报，防止颈部过度疲劳；避免用高枕，保持颈部功能位，有利于康复，特殊情况遵医嘱。

（3）继续加强功能锻炼，保持正常肌力，加大关节活动度。持之以恒，促进颈部肌肉血液循环，防止颈背肌失用性萎缩。

（4）术后3个月门诊复查随访。若颈部出现剧烈疼痛或吞咽困难，有梗塞感，应及时来院复查，可能为植骨块或内固定松动、移位、脱落。

（5）6个月后可恢复工作，工作中注意不能长时间持续屈颈，保持颈椎正常曲度，防止复发；术后3个月内禁抬重物。

（6）应用营养神经药物1～3个月。

第四节　腰椎间盘突出症

腰椎间盘突出症是指因腰椎间盘变性、破裂后髓核组织向后方或突至椎板内，致使相邻组织遭受刺激或压迫而出现的一系列临床症状。腰椎间盘突出症为临床上最常见的疾患之一，多见于青壮年，虽然腰椎各节段均可发生，但以$L_{4\sim5}$、$L_5\sim S_1$最为多见。

一、病因

（一）腰椎间盘退行性变

腰椎间盘突出症的危险因素有很多，其中腰椎间盘退行性变是根本原因。椎间盘的生理退变从20岁开始，30岁时退变已很明显。此时，在组织学方面可见到软骨终板柱状排列的生长层消失，关节层逐渐钙化，并伴有骨形成和血管的侵入。

（二）职业特性

腰椎间盘突出有明显的职业特性。从业有反复举重物、垂直震动、扭转等特点者，腰椎间盘突出症的发病率高。腰椎间盘长期受颠簸震荡，产生慢性压应

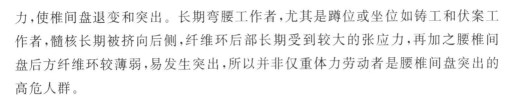

力,使椎间盘退变和突出。长期弯腰工作者,尤其是蹲位或坐位如铸工和伏案工作者,髓核长期被挤向后侧,纤维环后部长期受到较大的张应力,再加之腰椎间盘后方纤维环较薄弱,易发生突出,所以并非仅重体力劳动者是腰椎间盘突出的高危人群。

(三)外伤

外伤是腰椎间盘突出的重要因素,特别是儿童与青少年的发病与之关系密切。

(四)遗传因素

腰椎间盘突出有家族性发病的报道,而有些人种的发病率较低。

(五)腰骶先天异常

腰骶椎畸形可使发病率增高,包括腰椎骶化、骶椎腰化、半椎体畸形等。

(六)体育运动

很多体育活动虽能强身健体,但也可增加腰椎间盘突出发生的可能性,如跳高、跳远、高山滑雪、体操、足球、投掷等,这些活动都能使椎间盘在瞬间受到巨大的压应力和旋转应力,纤维环受损的可能性大大增加。

(七)其他因素

寒冷、酗酒、腹肌无力、肥胖、多产妇和某些不良站、坐姿,也是导致腰椎间盘突出的危险因素。

二、临床表现

(一)疼痛

腰痛是最早的症状。由于腰椎间盘突出是在腰椎间盘退行性变的基础上发展起来的,所以在椎间盘退行性变时即可出现腰腿痛。腰部的疼痛多数是由慢性肌肉失衡、姿势不当或情绪紧张引起。椎间关节引起的牵涉性疼痛是由椎旁肌肉、韧带、关节突、关节囊、椎间盘或硬膜囊受损引起,疼痛在腰骶部或患侧下肢。若是腰部的肌肉慢性劳损,其疼痛一般局限于腰骶部,不向下肢放射。神经根引起的牵涉性疼痛,其支配的皮节易出现刺痛、麻木感,若前根的运动神经受压,可出现支配肌肉的力量下降和萎缩。

(二)下肢放射痛、麻木

主要是因为突出的椎间盘对脊神经根造成化学性和机械性刺激,表现为腰部至大腿及小腿后侧的放射性疼痛或麻木感。肢体麻木多与下肢放射痛伴发。麻木是由突出的椎间盘压迫本体感觉和触觉纤维引起的。有少数患者自觉下肢发凉、无汗或出现下肢水肿,这与腰部交感神经根受到刺激有关。中央型巨大突出者,可出现会阴部麻木、刺痛、排便及排尿困难,男性阳痿,双下肢坐骨神经疼痛。

(三)肌肉萎缩

腰椎间盘突出较重者,常伴有下肢的肌萎缩,以姆趾背屈肌力减弱多见。

(四)活动范围减小

腰椎间盘突出常引起腰椎的活动度受限,前屈受限病变多在上腰椎,侧屈受限有神经根受刺激的情况存在,伸展受限多有关节突关节的病损。

(五)马尾神经症状

主要表现为会阴部麻木和刺痛感,排便和排尿困难。

(六)体格检查

可发现腰椎生理曲度改变,腰背部压痛和叩痛,步态异常,直腿抬高试验阳性等。

三、辅助检查

摄腰椎正侧位、斜位片,CT、MRI 检查,对有马尾神经损伤者行肌电图检查。

四、治疗

(一)非手术治疗

首次发病者、较轻者、诊断不清者以及全身及局部情况不宜手术者。治疗方法包括卧床休息,卧床休息加牵引,支具固定,推拿、理疗、按摩,封闭、髓核溶解术。

(二)手术治疗

(1)诊断明确,病史超过半年,经过至少 6 周严格保守治疗无效;或保守治疗有效,但经常复发且疼痛较重影响工作和生活者。

(2)首次发作的腰椎间盘突出症疼痛剧烈,尤以下肢症状明显者,患者因疼痛难以行动及睡眠,被迫处于屈髋屈膝侧卧位,甚至跪位。

(3)出现单根神经麻痹或马尾神经受压麻痹,表现为肌肉瘫痪或出现直肠、膀胱症状。

（4）病史虽不典型，但经脊髓造影或其他影像学检查，显示硬脊膜明显充盈缺损或神经根压迫征象，或示巨大突出者。

（5）椎间盘突出并有腰椎管狭窄者。

五、护理措施

（一）术前护理

1.心理护理

腰椎间盘突出症患者大多病程长，反复发作、痛苦大，给生活及工作带来极大不便，心理负担重，故应深入病房与患者交流谈心，了解患者所思所虑，正确疏导解除患者各种疑虑。针对自身疾病转归不了解的患者，护理人员应根据患者的年龄、性别、文化背景、职业、性格特点，耐心向患者介绍疾病的病因、解剖知识、临床症状、体征，使患者对自己和疾病有一个概括的了解，且能正确描述自己的症状，掌握本病的基本知识，能配合治疗及护理。对担心手术不成功及预后的患者，要向患者介绍主管医师技术水平及可靠性，简明扼要介绍手术过程、注意事项及体位的要求，介绍本病区同种疾病手术治疗成功的患者现身说法，增强患者对手术的信心，使患者身心处于最佳状态接受手术。

2.术前检查

本病患者年龄一般较大，故术前应认真协助患者做好各项检查，了解患者全身情况，是否有心脏病、高血压、糖尿病等严重全身疾病，如有异常应给予相应的治疗，使各项指标接近正常，减少术后并发症的发生。

3.体位准备

术前 3～5 天，指导患者在床上练习大小便，防止术后卧床期间因体位改变而发生尿潴留或便秘。

4.皮肤准备

术前 3 天嘱患者洗澡清洁全身，活动不便的患者认真擦洗手术部位，术前 1 天备皮、消毒，注意勿损伤皮肤。

（二）术后护理

1.生命体征观察

术后监测体温、脉搏、血压、呼吸及面色等情况，持续心电监护，每 1 小时记录 1 次，发现异常立即报告医师。观察患者双下肢运动、感觉情况及大小便有无异常，及时询问患者腰腿痛和麻木的改善情况。如发现患者体温升高，同时伴有腰部剧烈疼痛是椎间隙感染的征兆,应及时给予处理。

2.切口引流管的护理

观察伤口敷料外观有无渗血及脱落或移位,伤口有无红肿及缝线周围情况。术后一般需在硬膜外放置负压引流管,观察并准确记录引出液的色、质、量。保持引流通畅,防止引流管扭曲、受压、滑出。第 1 天引流量应<400 mL,第 3 天应<50 mL,此时可拔除引流管,一般术后48~72 小时拔管。若引流量大,色淡,且患者出现恶心、呕吐、头痛等症状,应警惕脑脊液漏,及时报告医师。有资料报道,腰椎间盘突出症术后并发脑脊液漏的发生率为 2.65%。

3.体位护理

术后仰卧硬板床 4~6 小时,以减轻切口疼痛和术后出血,之后则根据手术方法不同采取侧卧或俯卧位。翻身按摩受压部位,必要时加铺气垫床,避免压疮发生,翻身时保持脊柱平直勿屈曲、扭转,避免拖、拉、推等动作。

4.饮食护理

术后给予清淡、易消化、富有营养的食物,如蔬菜、水果、米粥、汤类。禁食辛辣、油腻、易产气的豆类食品及含糖较高食物,待大便通畅后可逐步增加肉类及营养丰富的食物。

5.尿潴留及便秘的护理

了解患者产生尿潴留的原因,给予必要的解释和心理安慰,给患者创造良好排便环境,让患者听流水声及用温水冲洗会阴部,必要时用穴位按摩排尿或导尿解除尿潴留。指导患者掌握床上大便方法,术后 3 天禁食辛辣及含糖较高的食物,多食富含粗纤维的蔬菜、水果。按结肠走向按摩腹部,每天早晨空腹饮淡盐水 1 杯。必要时用缓泻剂灌肠解除便秘。

6.并发症的护理

(1)脑脊液漏:由多种原因引起,如锐利的骨刺、手术时硬膜损伤。表现为恶心、呕吐和头痛等,伤口负压引流量大,色淡。予去枕平卧,伤口局部用 1 kg 沙袋压迫,同时减轻引流球负压。遵医嘱静脉输注林格液。必要时探查伤口,行裂口缝合或修补硬膜。

(2)椎间隙感染:是椎节深部的感染,多见于椎间盘造影、髓核化学溶解或经皮椎间盘切除术后。表现为背部疼痛和肌肉痉挛,并伴有体温升高,MRI 检查是可靠的检查手段。一般采用抗生素治疗。

六、健康教育

(1)向患者说明术后功能锻炼对恢复腰背肌的功能及防止神经根粘连的重

要性。因为虽然手术摘除了突出的髓核,解除了对神经根的压迫和粘连,但受压后(尤其是病程较长者)所出现的神经根症状以及腰腿部功能的恢复,仍需一个较长的过程,而手术又不可避免地引起不同程度的神经根粘连;进行功能锻炼对防止神经根粘连,增加疗效起着重要作用。科学合理的功能锻炼可促进损伤组织修复,使肌肉恢复平衡状态,改善肌肉萎缩、肌力下降等病理现象,有利于纠正不良姿势。功能锻炼的原则:先少量活动,以后逐渐增加运动量,以锻炼后身体无明显不适为度,持之以恒。

(2)直腿抬高锻炼:术后 2～3 天,指导患者做双下肢直腿抬高锻炼,每次抬高应超过 40°,持续 30 秒至 1 分钟,每天 2～3 次,每次 15～30 分钟,高度逐渐增加,以能耐受为限。

(3)腰背肌功能锻炼:术后应尽早锻炼以恢复腰背肌的功能,缩短康复过程。腰背肌功能锻炼时应严格掌握锻炼时间及强度,遵循循序渐进、持之以恒的原则。一般开窗减压、半椎板切除术后 1 周,全椎板切除术后 3～4 周,植骨融合术后 6～8 周开始。具体锻炼方法如下:五点支撑法,患者先仰卧位,屈肘伸肩,然后屈膝伸髋,同时收缩背伸肌,以双脚双肘及头部为支点,使腰部离开床面,每天坚持锻炼数十次。1～2 周后改为三点支撑法,患者双肘屈曲贴胸,以双脚及头枕为三支点,使整个身体离开床面,每天坚持数十次,最少持续 4～6 周。飞燕法,先俯卧位,颈部向后伸,稍用力抬起胸部离开床面,两上肢向背后伸,两膝伸直,再从床上抬起双腿,以腹部为支撑点,身体上下两头翘起,每天 3～4 次,每次 20～30 分钟。功能锻炼应坚持半年以上。

参考文献

［1］龚丛芬.神经内科护理基础与实践［M］.长春:吉林科学技术出版社,2017.

［2］周秀荣.实用临床神经科护理精编［M］.长春:吉林科学技术出版社,2017.

［3］闫金辉.内科护理［M］.北京:高等教育出版社,2019.

［4］王玉华.实用神经内科护理［M］.长春:吉林科学技术出版社,2017.

［5］李雪梅.神经内科疾病临床护理［M］.长春:吉林科学技术出版社,2017.

［6］郑萍萍.新编内科护理技术［M］.长春:吉林科学技术出版社,2019.

［7］赵凤琴.现代临床内科护理与实践［M］.汕头:汕头大学出版社,2019.

［8］岳海凤.现代内科护理基础与实践［M］.哈尔滨:黑龙江科学技术出版社,2019.

［9］魏燕.实用临床护理实践［M］.长春:吉林科学技术出版社,2019.

［10］王晓艳.临床外科护理技术［M］.长春:吉林科学技术出版社,2019.

［11］马晓霞.实用临床护理技术［M］.长春:吉林科学技术出版社,2019.

［12］王绍利.临床护理新进展［M］.长春:吉林科学技术出版社,2019.

［13］徐宁.实用临床护理常规［M］.长春:吉林科学技术出版社,2019.

［14］宋宇,徐菲.神经内科护理［M］.北京:人民卫生出版社,2019.

［15］黄杰.普通外科疾病临床诊疗与护理［M］.长春:吉林科学技术出版社,2017.

［16］刘巍,常娇娇,盛妍.实用临床内科及护理［M］.汕头:汕头大学出版社,2019.

［17］丁四清,毛平,赵庆华.内科护理常规［M］.长沙:湖南科学技术出版社,2019.

［18］陈仁霞.内科护理临床经验［M］.长春:吉林科学技术出版社,2019.

［19］张华.临床呼吸内科疾病护理［M］.北京:中国人口出版社,2018.

［20］刘丽琴.现代内科护理精粹［M］.西安:西安交通大学出版社,2018.

［21］李辉.实用内科护理新思维［M］.北京:科学技术文献出版社,2018.

［22］陈雪.实用内科护理新思维［M］.天津:天津科学技术出版社,2018.

［23］张宏.现代内科临床护理［M］.天津:天津科学技术出版社,2018.

[24] 王阔.心内科临床护理与实践[M].天津:天津科学技术出版社,2018.

[25] 田姣,李哲.实用普外科护理手册[M].北京:化学工业出版社,2017.

[26] 马雯雯.现代外科护理新编[M].长春:吉林科学技术出版社,2019.

[27] 郭秀兰.新编实用临床外科护理知识[M].长春:吉林科学技术出版社,2019.

[28] 石会乔,魏静.外科疾病观察与护理技能[M].北京:中国医药科技出版社,2019.

[29] 鲁昌盛.外科护理[M].长沙:中南大学出版社,2019.

[30] 庞云燕.实用临床外科护理摘要[M].长春:吉林科学技术出版社,2019.

[31] 王慧.临床外科护理技术与应用[M].长春:吉林科学技术出版社,2019.

[32] 肖瑞霞.实用骨科护理规范[M].长春:吉林科学技术出版社,2019.

[33] 李宝丽,刘玉昌.实用骨科护理手册[M].北京:化学工业出版社,2019.

[34] 吴媛.临床骨科护理新思维[M].天津:天津科学技术出版社,2019.

[35] 吴小玲.临床护理基础及专科护理[M].长春:吉林科学技术出版社,2019.

[36] 程萃华,张卫军,王忆春.临床护理基础与实践[M].长春:吉林科学技术出版社,2019.

[37] 胡卓弟.实用临床护理技术[M].长春:吉林科学技术出版社,2019.

[38] 那孝花.骨科护理对降低患者疼痛的效果评价[J].中国药物与临床,2019,19(17):3066-3067.

[39] 于秀丽.分析瞳孔改变在神经内科护理工作中的意义[J].中国医药指南,2020,18(3):339-340.

[40] 张素红,周莉娅,黄晓哲.呼吸内科护理管理中临床护理保护的应用效果研究[J].现代医药卫生,2020,36(2):260-262.

[41] 吴亚华,沈华.护理风险管理对心内科护理质量的影响[J].中医药管理杂志,2019,21(13):142-143.

[42] 王永洁.在门诊患者护理中实施优化门诊护理流程的效果[J].世界最新医学信息文摘,2019,19(73):252.